Sunayana Vikhe
Sunil Nirmal
Prashant Gholap

Colite ulcerosa: Moringa Oleifera e cascas de laranja

Sunayana Vikhe
Sunil Nirmal
Prashant Gholap

Colite ulcerosa: Moringa Oleifera e cascas de laranja

ScienciaScripts

Imprint

Cover image: www.ingimage.com

This book is a translation from the original published under ISBN 978-3-639-51238-0.

Publisher:
Sciencia Scripts
is a trademark of
Dodo Books Indian Ocean Ltd. and OmniScriptum S.R.L publishing group

120 High Road, East Finchley, London, N2 9ED, United Kingdom
Str. Armeneasca 28/1, office 1, Chisinau MD-2012, Republic of Moldova, Europe
Printed at: see last page
ISBN: 978-620-3-02897-3

ÍNDICE DE CONTEÚDOS

Capítulo 1	**2**
Capítulo 2	**12**
Capítulo 3	**19**
Capítulo 4	**21**
Capítulo 5	**23**
Capítulo 6	**35**
Capítulo 7	**52**

Capítulo 1

1. INTRODUÇÃO

MEDICINA HERBAL

A medicina herbal envolve a utilização de plantas para fins medicinais. O termo "erva" inclui folhas, caules, flores, frutos, sementes, raízes, rizomas e cascas, embora em muitas tradições sejam também utilizadas outras substâncias naturais, incluindo produtos animais e minerais. Não há dúvida de que a utilização de plantas para fins curativos é a forma mais antiga de medicina conhecida. Os homens e as mulheres, guiados pelo instinto, pelo gosto e pela experiência, utilizavam para fins curativos plantas que não faziam parte da sua dieta normal; as provas físicas da utilização de plantas medicinais remontam a cerca de 60 000 anos atrás, a um local de enterro do Neandertal descoberto em 1960. Na China, atribui-se a Huang Di, o lendário Imperador Amarelo, a autoria do clássico de medicina interna do Imperador Amarelo (Huang Di Nei Jing), que enumera 12 receitas de ervas. A autoria da primeira matéria médica da China (Shen Nong Ben Cao Jing) é atribuída ao mítico Shen Nong ("pai divino"), antecessor do Imperador Amarelo. Os egípcios também são famosos pela utilização de ervas e já em 3000 a.C. existiam escolas oficiais de herboristas no Egito.

O Papiro de Ebers, escrito por volta de 1500 a.C. e descoberto em 1862, contém cerca de 876 receitas compostas por mais de 500 substâncias diferentes. Muitos dos fundadores das antigas escolas de medicina gregas devem a sua aprendizagem aos egípcios. Hipócrates foi instruído por sacerdotes-médicos egípcios e os seus escritos mencionam mais de 250 plantas medicinais. Um vasto conjunto de conhecimentos greco-romanos sobre ervas foi preservado e ampliado pelos árabes. Estes conhecimentos, muitos dos quais se tinham perdido na Europa durante a Idade Média, foram reintroduzidos na Europa quando os cruzados regressaram do Médio Oriente. Também na Índia, a medicina tradicional incorporava um grande número de remédios à base de plantas; a Indian Materia Medica, publicada em 1908, enumerava 2982 plantas medicinais. Durante os séculos XVIII e XIX, muitos europeus emigraram para a América do Norte. Estes colonos descobriram que a população indígena era hábil na utilização das plantas nativas como medicamentos e começaram a incorporá-las nos seus próprios remédios. Muitos destes novos remédios à base de plantas provenientes das Américas foram também trazidos para a Europa. Apesar da popularidade do herbalismo no Ocidente, no início do século XVIII, a medicina herbácea começou a cair em desgraça junto da classe médica, que a considerava pouco científica e imprecisa. Na Grã-Bretanha, o herbalismo profissional sobreviveu apenas através da criação do National Institute of Medical Herbalists em 1864, que ainda hoje floresce e é o mais antigo registo de herbalistas médicos em exercício no mundo.

INTRODUÇÃO DA COLITE ULCEROSA:-

A colite ulcerosa (CU) é uma subcategoria da doença inflamatória intestinal. O termo doença inflamatória intestinal refere-se a um grande grupo de perturbações que afectam o sistema gastrointestinal. A inflamação é um processo que ocorre quando o sistema imunitário do corpo começa a lutar contra invasores estranhos, como vírus, bactérias e fungos. O sistema imunitário é uma rede de órgãos, tecidos, células e substâncias químicas concebidas para matar os organismos invasores. Alguns dos químicos produzidos pelo sistema imunitário irritam os tecidos do próprio corpo. Provocam calor, vermelhidão, inchaço e perda de função. A doença inflamatória intestinal (DII) é convencionalmente dividida em dois subtipos principais: colite ulcerosa e doença de Crohn. A colite ulcerosa é caracterizada por uma inflamação confluente da mucosa do cólon, que começa na borda anal e se estende proximalmente numa extensão variável (por exemplo, procitite, colite do lado esquerdo ou pancolite). A doença de Crohn, pelo contrário, caracteriza-se por uma inflamação transmural de qualquer parte do trato gastrointestinal, mas mais frequentemente da área adjacente à válvula eleoceal. A inflamação na doença de Crohn não é necessariamente confluente, deixando frequentemente áreas de mucosa relativamente normais. A natureza transmural da inflamação pode levar a fibrose e estenoses ou, em alternativa, à formação de fístulas (Kathleen, 2003).

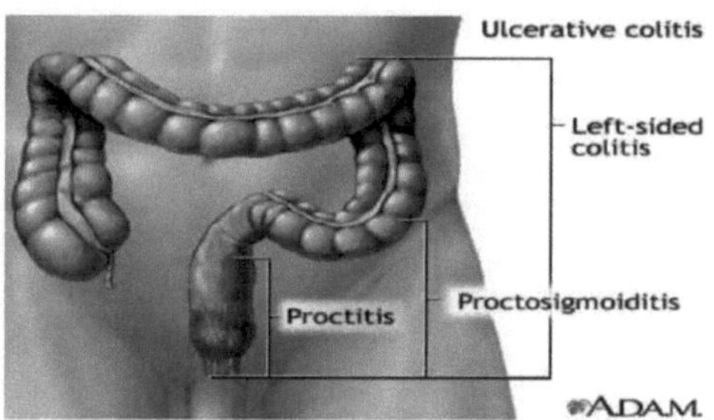

Figura 1.1:- Colite ulcerosa

A colite é uma doença crónica do intestino grosso (o cólon e o reto). Colite significa "inflamação do cólon". Ulcerativa significa que as úlceras tendem a desenvolver-se, frequentemente em locais onde existe inflamação. Uma úlcera ocorre quando o revestimento do intestino é danificado e o tecido subjacente fica exposto. O revestimento mais interno do intestino, chamado mucosa, fica inflamado e desenvolve pequenas feridas abertas. Estas feridas sangram e produzem pus e muco. A inflamação faz com que o intestino se esvazie frequentemente, o que resulta em episódios de diarreia com sangue e cólicas abdominais. A inflamação na colite ulcerosa começa normalmente no reto e no cólon inferior, mas também pode envolver todo o cólon. A colite ulcerosa pode ser designada por outros nomes, dependendo da localização da doença no cólon (Ghosh, 2000).

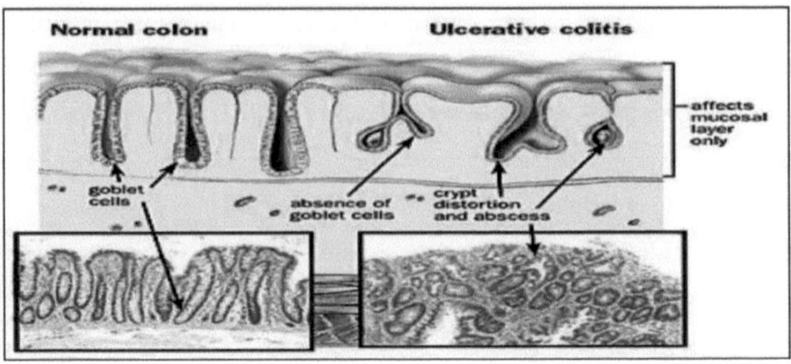

Figura 1.2:- Caraterísticas microscópicas do cólon normal e ulcerado

Proctite ulcerosa: envolve apenas o reto

- Proctosigmoidite: afecta o reto e o cólon sigmoide (o segmento inferior do cólon antes do reto)

- Colite distal: envolve apenas o lado esquerdo do cólon

Pancolite: afecta todo o cólon

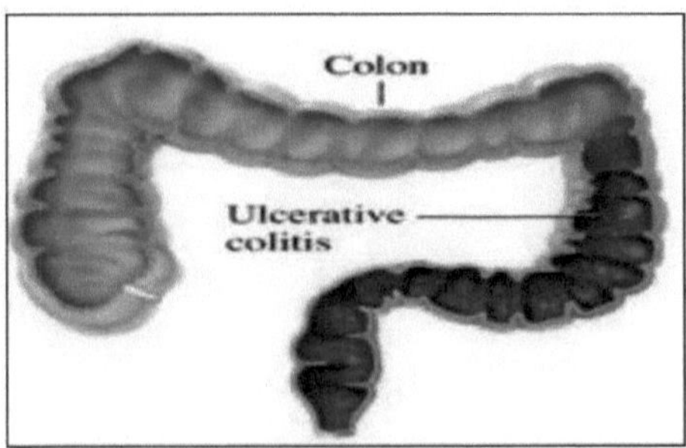

Figura 1.3:- Cólon afetado por úlcera

Tabela 1.1. Comparação entre os sintomas da Colite Ulcerosa e da Doença de Crohn

Sr.no	Sign/symptom	Ulcerative colitis	Crohn's Disease
1	Area of Intestinal tract affected.	Any part of inner most lining of colon, continuous with no "patches"of normal tissue.	Lower ileum most common but can Flare up any where including the colon;"patches"of normal tissue between affected areas;can affect entire intestinal wall.
2	Diarrhea	Typically four episodes per day.	Typically four episodes per day.
3	Abdominal pain/Cramping.	Mild tenderness, lower abdominal cramping	Moderate to sever abdominal tenderness in right lower quaderant.
4	Blood in stool	Present; amount depends on disease severity.	Present; amount depend on disease severity.
5	fatigue	Result of excessive blood loss and anemia.	Result of excessive blood loss, anemia and poor nutrient absorption.
6	Fever	Low grade in severe cases	Low grade in severe cases
7	Physical examination	Rectal exam may show peri-anal irritation, fissures, hemorrhoids, fistulas, and abscesses.	Peritoneal irritation, abdominal or pelvic mass.
8	Weight loss/anorexia.	Weight loss in more severs cause.	Weight loss and anorexia common due to poor digestion and intestinal absorption.
9	Appetite	Often decresed during periods of disease exacetabation	Often decresed during periods of disease exacetabation
10	Risk of colon cancer	increased	increased

(Kathleen et al., 2003)

GRAVIDADE DA DOENÇA

Para além da extensão do envolvimento, os doentes com CU também podem ser caracterizados pela gravidade da sua doença.

A doença ligeira está relacionada com menos de quatro fezes por dia, com ou sem sangue, sem sinais sistémicos de toxicidade e com uma taxa de sedimentação de eritrócitos (ESR) normal. Pode haver dor abdominal ligeira ou cólicas. A dor rectal é pouco frequente.

A doença moderada está relacionada com mais de quatro fezes por dia, mas com sinais mínimos de toxicidade. Os doentes podem apresentar anemia (sem necessidade de transfusões), dor abdominal moderada e febre baixa, 38 a 39 °C (99,5 a 102,2 °F).

Doença grave, correlacionada com mais de seis fezes com sangue por dia, e evidência de toxicidade demonstrada por febre, taquicardia, anemia ou uma ESR elevada.

A doença fulminante está relacionada com mais de dez evacuações diárias, hemorragia contínua, toxicidade, sensibilidade e distensão abdominal, necessidade de transfusão de sangue e dilatação (expansão) do cólon. Os doentes nesta categoria podem ter uma inflamação que se estende para além da camada mucosa, causando uma motilidade do cólon prejudicada e levando a um megacólon tóxico (Kornbluth, 2004).

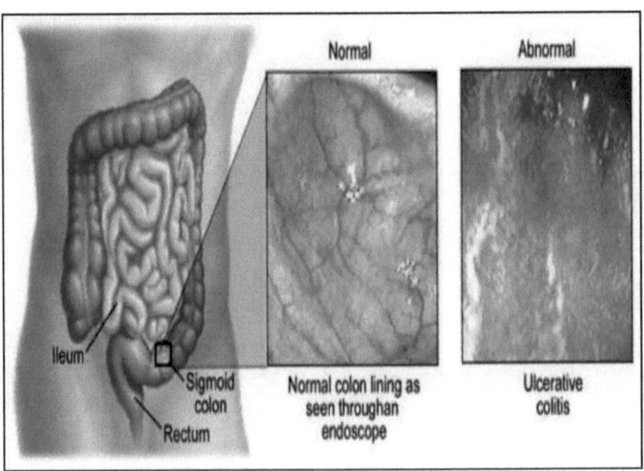

Figura 1.4:- Cólon normal e cólon anormal (CU)

A mieloperoxidase (MPO) é uma enzima humana presente nos grânulos azurófilos dos neutrófilos e nos lisossomas dos monócitos. A sua principal função é ajudar a matar os micróbios. A MPO, uma proteína que contém heme, encontra-se nos grânulos azurófilos dos neutrófilos e nos lisossomas dos monócitos nos seres humanos; no entanto, os monócitos contêm apenas cerca de um terço da MPO presente nos neutrófilos. Quando os neutrófilos são activados durante a fagocitose, passam por um processo designado por explosão respiratória. Esta explosão respiratória provoca a produção de superóxido, peróxido de hidrogénio e outros derivados reactivos do oxigénio, que são todos tóxicos para os micróbios. Durante as explosões respiratórias, os conteúdos dos grânulos são libertados para os fagolisossomas e para o exterior da célula, permitindo que os conteúdos libertados entrem em contacto com quaisquer micróbios presentes. Pode desempenhar um papel na regulação negativa da resposta inflamatória, regulando as células NK, diminuindo a ligação dos péptidos aos receptores quimiotácticos e auto-oxidando e inactivando produtos dos leucócitos polimorfonucleares (PMN), como o inibidor da a1-proteinase e as quimiotaxinas (Rowell, 1996).

Malondialdeído (MDA)

O malondialdeído encontra-se nos tecidos humanos e animais como produto final da peroxidação lipídica. É também um produto secundário da biossíntese das prostaglandinas e do tromboxano. O MDA está presente no sangue, nas plaquetas e no soro. O oxigénio molecular desempenha um papel central na patogénese e no tratamento da úlcera. A produção excessiva de espécies reactivas de oxigénio (ROS) resulta em stress oxidativo, provocando citotoxicidade e atrasando a cicatrização da úlcera. Por conseguinte, a eliminação das ROS é uma estratégia importante na cicatrização das úlceras, pelo que é importante estimar os antioxidantes, como o MDA, uma vez que destroem os radicais livres. indica uma boa cicatrização das úlceras.

Teor anormal de glicoaminoglicanos:

A matriz extracelular gastrointestinal é composta pelas proteínas colagénio e elastina e por uma substância fundamental que inclui glicosaminoglicanos (GAG). A composição dos GAG pode afetar significativamente tanto a permeabilidade do cólon como a reação imunitária/inflamatória. Na colite ulcerosa há uma distribuição anormal dos GAGs com maior quantidade de sulfato de heparan e ácido hialurónico. A alteração dos compostos sulfatados com carga negativa pode afetar significativamente a passagem de substâncias através da mucosa do cólon, contribuindo para a fuga de proteínas e fluidos. As proteínas da matriz extracelular são importantes para manter a integridade da parede intestinal, uma vez que esta é constantemente desafiada por antigénios e micróbios (Vantrappen, 1993).

Diminuição da oxidação dos ácidos gordos de cadeia curta:

O ácido butírico, um SCFA com 4 carbonos, e vários outros SCFA, incluindo o ácido propiónico e o ácido acético, são produzidos num cólon saudável pela fermentação de fibras e outros hidratos de carbono. O ácido butírico fornece o combustível primário para os colonócitos. A transferência adequada de iões, a síntese de muco, a desintoxicação de fase II e a síntese de lípidos para a integridade da membrana celular nos colonócitos dependem da oxidação do butirato. O metabolismo deficiente dos SCFA tem sido implicado como um fator na CU. Foi observada uma elevada concentração de bactérias redutoras de glufato com elevação concomitante de sulfureto de hidrogénio em doentes com CU. O sulfureto de hidrogénio pode potencialmente danificar a mucosa intestinal ao inibir a oxidação do butirato na mitrocondria, essencialmente fazendo com que o colonócito passe fome (Fiocchi, 1998).

Aumento da permeabilidade intestinal:

Uma barreira da mucosa do cólon comprometida leva a um aumento da permeabilidade intestinal. Na CU ligeira, as fugas locais devido à apoptose do epitélio do cólon constituem as lesões primárias. A CU moderada a grave é caracterizada não só por fugas locais extensas, mas também por lesões ulcerosas altamente permeáveis (Goke, 1996).

SINTOMAS:

A CU pode ser insidiosa com um início gradual dos sintomas ou o primeiro ataque pode ser agudo e fulminante. À medida que o revestimento intestinal se torna mais inflamado e ulcerado, perde a sua capacidade de absorver a água dos resíduos que passam pelo cólon. Isto, por sua vez, leva a um afrouxamento progressivo das fezes, ou seja, a diarreia. O revestimento intestinal danificado também pode produzir muito muco nas fezes. Para além disso, a ulceração do revestimento intestinal pode causar hemorragia, pelo que as fezes também podem ser sanguinolentas. Eventualmente, essa perda de sangue pode levar à anemia.

Para além do intestino

Para além de ter sintomas no trato gastrointestinal, algumas pessoas podem também ter colite ulcerosa noutras partes do corpo. Os sinais e sintomas da doença podem ser evidentes em:

- Olhos (vermelhidão e comichão)
- Boca (feridas)
- Articulações (inchaço e dor)
- Pele (inchaços e outras lesões)
- Ossos (osteoporose)
- Rim (pedras)

- Fígado (hepatite e cirrose)

Todas estas manifestações são conhecidas como manifestações extra-intestinais da colite ulcerosa porque ocorrem fora do intestino. Nalgumas pessoas, estes podem ser os primeiros sinais de colite ulcerosa, aparecendo mesmo antes dos sintomas intestinais.

TERAPIA MEDICAMENTOSA

O objetivo da terapia é induzir e manter a remissão e melhorar a qualidade de vida das pessoas com colite ulcerosa. Existem vários tipos de medicamentos disponíveis (Friedman, 2004).

Tabela 1.2:- Terapêutica medicamentosa para a colite ulcerosa.

S. No.	Treatment	Mechanism	Side effect	Examples
1	Aminosalicylates	Impair monocyte and lymphocytes function and provide antioxidant activity.	Headaches, agranulocytosis, pancreatitis, nephritis, hepatitis	sulfasalazine
2	Corticosteroids	Inhibition of Arachidonic acid cascade.	Fluid retention, weight gain, cataracts, osteoporosis	prednisone
3	Antibiotics	Only effective for initial improvement	Tumors, seizures, hypertension, nephrotoxicity.	Vencomycin
4	Immunomodulato rs	Inhibition of proliferation of lymphocytes and tribonucleotide synthesis -Suppression of natural killer cells and T-cells	Opportunistic infection such as pneumocytis carinii.	cyclosporin

ANTIOXIDANTES:

Uma reação de oxidação produz radicais livres, que iniciam reacções em cadeia que danificam as células. Os antioxidantes terminam estas reacções em cadeia removendo os intermediários dos radicais livres e inibem outras reacções de oxidação ao serem eles próprios oxidados. Uma vez que o stress oxidativo pode ser uma parte importante de muitas doenças humanas, a utilização de antioxidantes em farmacologia é intensamente estudada, particularmente como tratamento para o AVC e doenças neurodegenerativas.

TIPOS DE ANTIOXIDANTES:

Plantas antioxidantes: *Withania somnifera, Chlorophytum borivilianum, Panax gingseng.*

Antioxidantes químicos: Ácido ascórbico, Glutatião, Melatonina, Tocoferóis.

Enzimas antioxidantes: Superóxido dismutase (SOD), Catalase (CAT), Glutatião Peroxidases (GPx).

A) Radicais livres

Os radicais livres são gerados a partir do processo de oxidação. Os radicais livres iniciam as reacções químicas no organismo que provocam danos nas células e no ADN. Normalmente, os antioxidantes reduzem o nível destes radicais livres actuando como "scavengers", recolhendo-os sempre que aparecem. Quando o nível de radicais livres se acumula ao ponto de o organismo se tornar incapaz de responder adequadamente, podem ocorrer danos permanentes. Os radicais livres podem causar danos no ADN celular, na própria célula e, sobretudo, em órgãos susceptíveis, como os olhos, os pulmões e o sistema nervoso central. Os radicais livres também aceleram o processo de envelhecimento. O aumento da produção de radicais livres oxidativos (OFR) e a diminuição dos mecanismos de defesa antioxidante têm sido implicados em perturbações da homeostase induzidas pelo stress, incluindo imunossupressão, inflamação, diabetes mellitus, ulceração péptica e outras doenças relacionadas com o stress (Maxwell et al., 1995).

ANTIOXIDANTES NA COLITE ULCEROSA

As espécies reactivas de oxigénio, o ácido hipocloroso e os derivados oxidantes são produzidos em excesso pela mucosa inflamada e podem ser patogénicos na doença inflamatória intestinal. A principal fonte de ERO na mucosa inflamada são os leucócitos fagocíticos activados e os neutrófilos capazes de produzir superóxido e uma cascata de várias espécies reactivas que conduzem a um radical hidroxilo e a um peróxido muito reactivos. Estes produtos causam uma deterioração da estabilidade da membrana celular e a morte das células por peroxidação lipídica na DII. Estes produtos intermédios do metabolismo do oxigénio (ou seja, superóxido, radical hidroxilo e peróxido de hidrogénio) são controlados por vários mecanismos de defesa celular que incluem componentes de eliminação enzimáticos e não enzimáticos. Há um aumento do stress oxidativo e uma diminuição da defesa antioxidante na mucosa do cólon. O desequilíbrio entre os mecanismos pró-oxidantes e antioxidantes pode ser controlado por antioxidantes.

Capítulo 2

2. PERFIL DA PLANTA

2.1. MORINGA OLEIFERA-

A árvore de rábano é a espécie mais cultivada de uma família monogenérica, a moringaceae, que é nativa do trato sub Himalaia da Índia e da Birmânia (Nadkarni 1991).

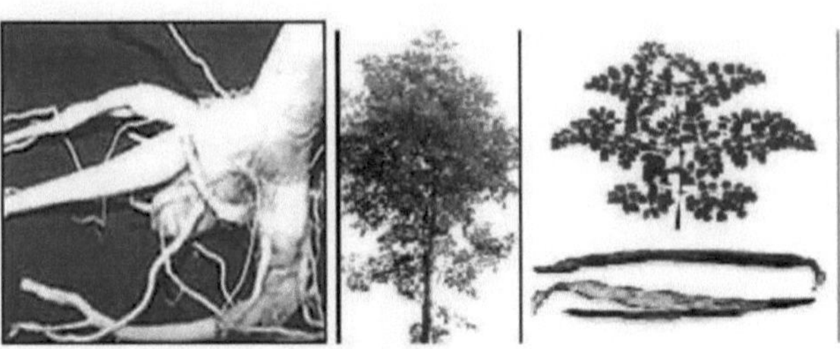

Figura 2.1. Planta de *Moringa oleifera*

Hierarquia taxonómica:

Reino	:	Plantae
Divisão	:	Magnoliophyta
Ordem	:	Brassicales
Família	:	Moringaceae
Género	:	Moringa
Espécies	:	*oleifera*

Nomes comuns:

Sinónimo	:	*M. pterygospermaC .F. Gaertn*
Sânscrito	:	Shigru
Hindi	:	Segva
Inglês	:	Árvore do rábano, árvore da baqueta
Marathi : Shevaga		

HABITAT

Uma bela árvore (Planta) muito comum nas cordilheiras dos sub Himalaias e vulgarmente cultivada na Índia e na Birmânia (Nadkarni 1991).

DESCRIÇÃO BOTÂNICA

É uma árvore de pequeno ou médio porte. A casca é cortiça; a madeira é macia; a raiz é pungente; as partes jovens são tomentosas.

Folhas: geralmente 3 pinadas, por vezes com 45 cm de comprimento; ráquis delgada, espessada e articulada na base; pinas e pínulas opostas, caducas; folíolos 12-20 por 6-10 mm, elípticos, terminalmente obovados e ligeiramente maiores do que os laterais; pecíolos dos folíolos laterais com 1,5-2,5 mm de comprimento.

Flores: brancas, em grandes panículas puberulentas. As pétalas são espatuladas, com nervuras. Os estames são 5 alternados com 5-7 sem anteras; o óvulo é oblongo, o estilete é cilíndrico.

Sementes: 3 ângulos, os ângulos são alados.

Descrição Ayurvédica:

Rasa-katu , khara

Guna-lagu , rooksha

Veerya -ushna

Vipak-katu

Constituintes químicos:

As folhas de *M. oleifera* contêm aminoácidos, Vitamina A, 3'-O- Methy l- quecetin, Gossypetin, Quercetagetin e Proanthocynidins. O extrato bruto da folha contém 4-(α-L-rhamnosyloxy) fenilacetonitrilo, Niazinina A e B, Niazimicina A e B, Niaziminina A e B, Niazicina A e B, Niazimin A e B, Niazicinina A, Niazirinina e Niazidina.

O extrato etanólico das folhas de *M. oleifera* contém éster etílico do ácido hexadecanóico (CAS), palmitato de etilo, éster etílico do ácido palmítico, 2,6- dimetil-1,7-octadieno-3-ol, 4-hexadecen-6-ino, (z)-(CAS), 2-hexanona, 3- ciclo-hexiliden-4-etilo - E2- dodecenilacetato, óleo de cártamo hi-oleico (CAS), óleo de cártamo. O extrato fraccionado de folhas contém 4-(α-L-rhamnosyloxy)**(1)** isotiocianato de benzilo**(2)**, niazimicina**(3)**, niazirina**(4)**, β-sitosterol**(5)**,glicerol-1-(9-octadecanoato)**(6)**, 3- *O*-(6' - *O-oleoil-β-D-glucopiranosil*)-β- sitosterol**(7)** e β-sitosterol-3-O-β-D-glucopiranosídeo**(8)**.

Estruturas químicas da planta *Moringa oleifera*

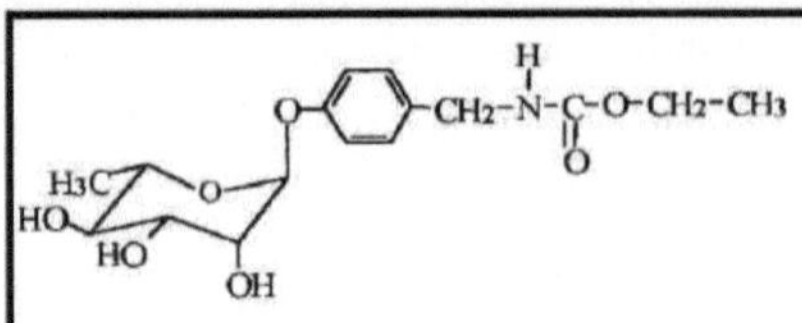

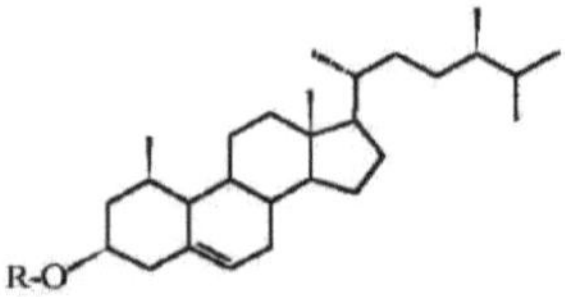

5: R = H
7: R = 6'-O-oleoyl-ß-D-glucopyranosyl
8: R = ß-D-glucopyranosyl

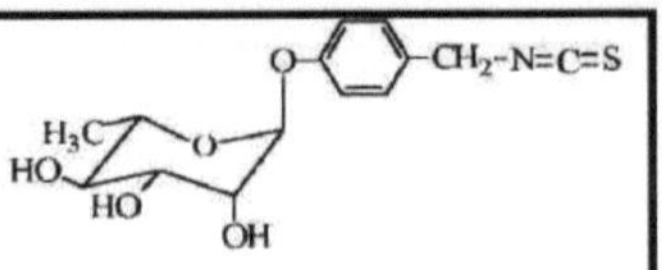

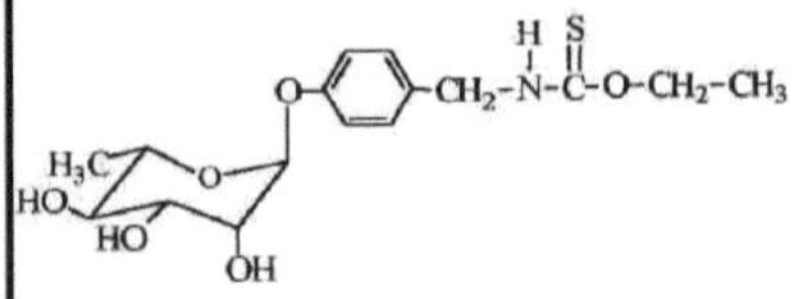

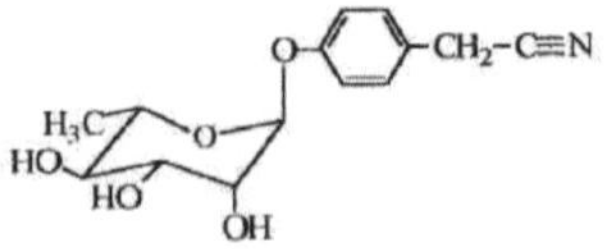

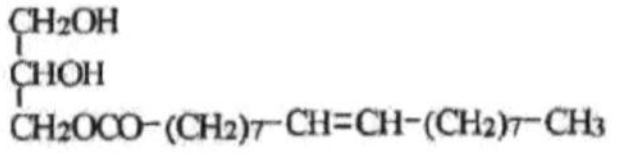

UTILIZAÇÕES

RAÍZES:

Utilizar na debilidade nervosa, afecções espasmódicas do intestino, histeria e flatulência, inchaço inflamatório, gota, reumatismo agudo. Doenças do fígado e do baço rubefaciente, contra-irritante, asthama, lumbago, hidropisia dispepsia

FOLHAS:

Purgativo, aplicado como cataplasma em feridas, esfregado nas têmporas para dores de cabeça, utilizado para pilhas, febres, dores de garganta, bronquite, infecções dos olhos e dos ouvidos, escorbuto e catarro; acredita-se que o sumo das folhas controla os níveis de glucose, aplicado para reduzir o inchaço glandular

SEMENTES

O extrato de sementes exerce o seu efeito protetor diminuindo os peróxidos lipídicos do fígado, os compostos anti-hipertensivos tiocarbamato e glicosídeos isotiocianatos foram isolados da fase acetato do extrato etanólico das vagens de Moringa

PLANTA INTEIRA:

Usado como anti-helmíntico, alexetérico, antipirético, alterativo, cura doenças do fígado, baço, coração e sangue, usado no tratamento de tumores, úlceras, lepra, asma, bronquite e cáries dos dentes. (Kiritikar, 1987; Nadkarni, 1982; Khare, 2004)

Tabela : 2.2:- REVISÃO FITOQUÍMICA

Sr. no	Chemical constituents	Part used	Extract	Reference
1	O-ethyl-4-(alpha-L-rhamnosyloxy)benzyl Carbamate	seeds	-	Guevara et al., (1999)
2	Thiocarbamate and isothiocyanate	Pods	Ethanol	Faizi et al., 1998
3	Niaziminin,thiocarbamate	leaves	-	Murakami et al, 1998
4	Benzyl isothiocyanate	root	-	Eilert et al., 1981
5	4-Hydroxyphenylacetonitrile, and 4-hydroxyphenyl-acetamide	seed	-	Villasernor et al., (1989)
6	Niazirin and niazirinin	leaves	Ethanol	Faizi *et al.*, (1994)
7	Thiocarbamate, carbamate or nitrile groups	leaves	Ethanol	Faizi *et al.*, (1995)

Tabela:2.3:-REVISÃO FARMACOLÓGICA:

Sr. no	Activity	Part used	Extract	Reference
1	Antimicrobial activity	Roots,bark,seed	Aqueous	Caceres et al.,1991
2	Antimicrobial activity	Root bark	chloroform	Nikkon et al., 2003
3	Antibacterial	leaves	Aqueous, Acetone, Ethanolic	Doughari et al., 2007
4	Antifungal activity	leaves	Ethanolic	Chen et al., 2007
5	Antimicrobial Activity	seed	Alcoholic	Jamil et al., 2008
6	Antimicrobial activity	leaf	aqueous	Alam et al., 2009

7	Antimicrobial activity	Leaves,flowers,seed	ethanolic	Renitta et al., 2009
8	Antibacterial activity	Stem	-	Kekuda et al., 2010
9	Antiinflamatory activity	Seed	Ethanolic	Mahajan et al., 2007
10	Anti-artharitic activity	Seed	Ethanolic	Mahajan et al., 2007
11	Antiinflamatory activity	seed	n-butanol	Mahajan et al., 2009
12	Antioxident activity	leaves	-	Bajpai et al., 2005
13	Antioxident activity	leaf	-	Sreelatha&Padama et al., 2009
13	Antioxident activity	leaves	Hydroalcoholic & Aqueous	Sultana et al., 2009
14	Antitumor	leaves	Ethanolic	Murakami et al., 1998
15	Anticacer activity	Seed	Ethanolic	Guevara et al., 1999
16	Antifertility activity	root	Aqueous	Shukla *et al.*, (1988)
17	Antihyperglycemic andantilipidperoxidative effect	Roots	Aqueous	Prakash et al., 1987
18	Cardio protective effect (CNS)	Roots	Aqueous	Nandave et al., (2009)
19	Local anesthetic effect	Root bark	Methanolic	Medhi et al., 2008
20	Anti-diabetic	Leaves	Aqueous	Jaiswal et al., 2009
21	Analgesic activity	Roots- bark	Methanolic	Medhi et al., 1996

2.2 *Citrus aurantium* -

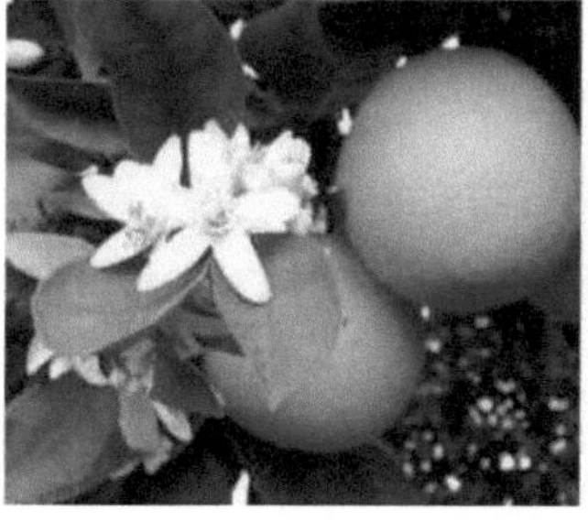

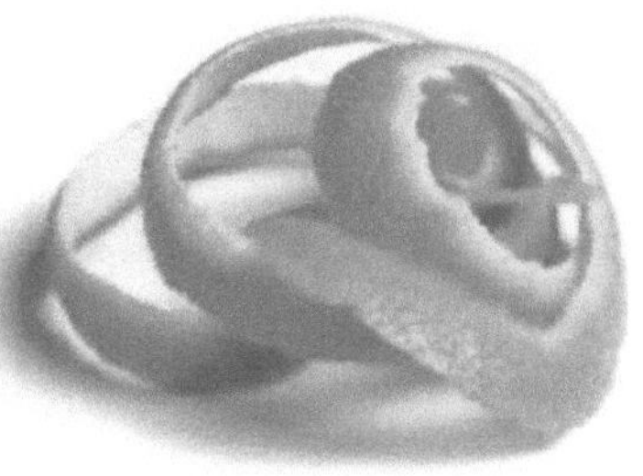

Figura 2.2. Planta de *Citrus aurantium*

Hierarquia taxonómica:

Reino	:	plantae
Ordem	:	Sapidales
Família	:	Rutaceae
Género	:	Cirus
Espécies	:	*C. Aurantium*

Nomes vulgares :-

Sinónimo	:	Citurus Vulgaris
Sânscrito	:	Swadu-naringa.
Hindi	:	Narengi

Inglês : Laranja doce, comum

Marathi	:	suntra,Narangi.

HABITAT - Norte da Índia; as suas diferentes variedades são cultivadas em toda a Índia, principalmente nas regiões húmidas mais quentes, nas colinas de Khasia em Assam e na província central.

Tabela 2.4.Revisão fitoquímica:

Sr.no	Chemical constituent	Part used	extract	Reference
1	Flavonoids	Fruit	-	Nogata et al.,2006
2	Adnergic amine,Flavonones	Fruit	-	Pellati et al.,2006
3	S - syhphrine	Fruit	-	Stohs et al.,2011
4	S – syhphrine,tyramine,octopamine	Peel	Freshly squeezed	Penzak et al.,2002
5	flavonoids	Dried,immature fruit	ethanol	He et al.,1997

Tabela 2.5.Revisão farmacológica:

Sr.no	Activity	Part used	Extract	Reference
1	Antiinflamatory	Orange peel	Methanol	Kang et al.,2011
2	Anticancer	Orange peel	-	Manthey et al.,1999
3	Reproductive and teratological effect	Fruit	-	Scrollini et al.,1970
4	Neurologic effect	Orange peel	-	Bunzow et al.,2001
5	Cardiovascular effect	Orange peel	-	Calapai et al.,1991

Capítulo 3

3. OBJECTIVOS E METAS

A Ayurveda fornece informações importantes sobre as plantas medicinais. No entanto, um grande número de plantas medicinais não é analisado cientificamente quanto à sua atividade terapêutica contra determinadas doenças. Há uma procura crescente de fontes naturais, uma vez que estas são a principal fonte de agentes terapêuticos activos, tendo fornecido muitos agentes terapêuticos potentes e activos para curar várias doenças.

A colite ulcerosa (CU), uma subcategoria da doença inflamatória intestinal, afecta 1 a 2 milhões de pessoas nos Estados Unidos e muitas mais em todo o mundo. Embora a causa exacta da colite ulcerosa permaneça indeterminada, a doença parece estar relacionada com uma combinação de factores genéticos e ambientais. Embora os tratamentos convencionais possam ser eficazes na manutenção da remissão e na diminuição da duração dos períodos de doença ativa, os tratamentos não estão isentos de efeitos secundários e um número significativo de pessoas que sofrem de colite ulcerosa não responde nem mesmo aos medicamentos mais fortes.

Medicamentos à base de plantas para a colite

Várias ervas podem proporcionar alívio da colite ulcerosa. As ervas chamadas demulcentes podem acalmar as membranas mucosas que revestem o cólon e desencadear a produção de mais muco para aliviar a irritação e diminuir os sintomas. A casca de olmo escorregadio e a raiz de marshmallow são dois demulcentes comummente utilizados. Robert's Formula, um conhecido medicamento naturopático à base de plantas, é frequentemente receitado para curar a irritação e a inflamação intestinais. Contém olmo, raiz de marshmallow, consolda, equinácea, goldenseal e outras ervas, bem como pó de couve.

A revisão da literatura efectuada sobre a raiz *de Moringa oleifera* e a casca de laranja revela que existe uma vasta gama de utilizações relatadas tradicionalmente e muito poucos trabalhos foram realizados sobre ela até agora. A pesquisa também revela que a planta não foi analisada cientificamente para a colite ulcerosa e tradicionalmente as raízes têm sido utilizadas no tratamento de úlceras e dores de cólicas e a mistura de raiz de *M. oleifera* e casca de laranja é uma cura mais significativa para a colite ulcerosa e as dores de cólicas, de acordo com a pesquisa bibliográfica.

Considerando o potencial químico e biológico das raízes da planta *M. oleifera* obtido a partir dos estudos fitoquímicos, verifica-se que contém flavonóides, taninos, glicosídeos, esteróides, alcalóides e saponinas.

A investigação emergente sugere que certos medicamentos à base de plantas, associados a alterações na dieta, podem dar aos doentes com colite ulcerosa um maior controlo sobre esta condição dolorosa. Assim, tendo em consideração a gravidade da colite ulcerosa e o potencial da planta *M. oleifera* e da casca de laranja obtido a partir da pesquisa bibliográfica, o objetivo do presente trabalho é estudar os diferentes parâmetros farmacognósticos das raízes de *M. oleifera* e avaliar a atividade farmacológica da planta na colite ulcerosa e descobrir os prováveis fitoconstituintes responsáveis pela atividade.

Capítulo 4

4. PLANO DE TRABALHO

Os estudos de litratura da planta *Moringa oleifera* lam. e da casca de laranja revelam que foi feito muito pouco trabalho sobre a farmacognosia, a fitoquímica e a farmacologia das raízes, pelo que o projeto foi planeado tendo em conta estes três aspectos. Foi seguido o seguinte esquema:

Material vegetal:

Recolha e aquisição

- Autenticação

Estudos farmacognósticos:

- Macroscopia

Microscopia

Ensaio microquímico

Avaliação de constantes físicas

o Matéria orgânica estranha

o Teor de humidade

o Valores de cinzas

o Valores de extração

Estudos fitoquímicos:

Extração com etanol e água

Testes fitoquímicos preliminares.

Cromatografia de camada fina

Rastreio farmacológico:

Estudos de toxicidade aguda

Colite ulcerosa induzida por ácido acético em ratinhos

o Estudos histopatológicos

o Índice de úlceras

o Estimativa da atividade da MPO

o Estimativa dos níveis de MDA

Fracionamento e caraterização dos extractos activos:

Cromatografia em coluna do extrato ativo.

Elucidação da estrutura do composto isolado utilizando métodos espectroscópicos

- GC-MS

Espectroscopia FTIR

Resultados

Discussão

Resumo e conclusão

Âmbito futuro

Capítulo 5

5. MATERIAIS E MÉTODOS

5.1. MATERIAL VEGETAL

Recolha e autenticação:

As raízes de *M. oleifera* foram colhidas no distrito de Ahmednagar (MS) em outubro de 2010 e autenticadas pelo Dr. T. Chakraborty, Diretor Conjunto, Botanical Survey of India, Pune (Espécime de comprovante - GHOPRAM008). O pó de casca de laranja foi obtido de uma fonte comercial (Dr. Jain's Forest Herbals Pvt. Ltd., Nardana, Dhule, Maharashtra).

5.2. ESTUDOS FARMACOGNÓSTICOS

Macroscopia:

Foram realizados caracteres organolépticos, caraterísticas extra e pormenores macroscópicos das raízes de *M. oleifera* (Khandelwal, 2003).

Microscopia:

A caraterística microquímica e em pó da raiz fresca foi tomada para avaliação microscópica (Khandelwal, 2003).

AVALIAÇÃO DE CONSTANTES FÍSICAS:

Determinação da matéria orgânica estranha

Cinco gramas de droga em pó grosseiro seco ao ar foram espalhados numa camada fina. A amostra foi inspeccionada a olho nu ou com a utilização de uma lente 6X. A matéria orgânica estranha foi separada manualmente da forma mais completa possível. A amostra foi pesada e a percentagem de matéria orgânica estranha foi determinada a partir do peso do fármaco recolhido (Indian Pharmacopoeia, 1996).

Determinação do teor de humidade:

Pesou-se com exatidão o frasco de vidro Stoppard, de pesagem rasa, e secou-se. Transferiu-se 2 g de amostra para o frasco e tapou-se, mediu-se o peso e distribuiu-se a amostra uniformemente e verteu-se até uma profundidade não superior a 10 mm. Em seguida, o frasco carregado foi mantido na estufa e a rolha foi retirada. A amostra foi seca até atingir um peso constante. Após a secagem, foi recolhida à temperatura ambiente num exsicador. Pesou-se e calculou-se o teor de humidade em termos de percentagem w/w (Indian Pharmacopoeia, 1996).

VALOR DA CINZA

O valor das cinzas é utilizado para determinar a qualidade e a pureza do medicamento em bruto. O valor de cinzas contém radicais inorgânicos como fosfatos, carbonatos e silicatos de sódio, potássio, magnésio, cálcio, etc. Por vezes, variáveis inorgânicas como o oxalato de cálcio, a sílica e o teor de carbonatos do medicamento em bruto afectam o "valor total de cinzas". Essas variáveis são então removidas por tratamento com ácido e, em seguida, o valor de cinzas insolúveis em ácido é determinado (Khandelwal, 2005).

Determinação das cinzas totais

Foram colocados 2 g da droga em bruto seca ao ar numa cápsula de sílica tarada e incinerados a uma temperatura não superior a 450^0 c até ficarem isentos de carbono, arrefecidos num exsicador e pesados. O processo foi repetido até se obter um peso constante. A percentagem de cinzas foi calculada com referência ao medicamento seco ao ar (Indian Pharmacopoeia, 1996).

Cinza solúvel em água

As cinzas, obtidas de acordo com o método acima descrito, foram fervidas durante 5 minutos com 25 ml de água, filtradas e recolhidas as matérias insolúveis num cadinho de Gooch, lavadas com água quente e incendiadas durante 15 minutos a uma temperatura não superior a 450^0 c, tendo-se efectuado a pesagem. Subtrai-se o peso das matérias insolúveis ao peso das cinzas; a diferença de peso representa as cinzas solúveis em água. A percentagem de cinzas solúveis em água foi calculada com referência à droga seca ao ar (Indian Pharmacopoeia, 1996).

Cinzas insolúveis em ácido

As cinzas, obtidas de acordo com o método acima descrito, foram fervidas com 25 ml de ácido clorídrico 2 M durante 5 minutos, filtradas e recolhidas as matérias insolúveis num cadinho de Gooch ou num papel de filtro sem cinzas, lavadas com água quente, inflamadas, arrefecidas num exsicador e pesadas. A percentagem de cinzas insolúveis em ácido foi calculada com referência ao medicamento seco ao ar (Indian Pharmacopoeia, 1996).

Cinza sulfatada

O cadinho de sílica foi aquecido até à vermelhidão durante 10 minutos, deixado arrefecer num exsicador e pesado. Pesou-se 1 g de droga seca ao ar e acendeu-se suavemente até a substância ficar carbonizada e fria. O resíduo foi humedecido com 1 ml de ácido sulfúrico. Aqueceu-se suavemente até que os fumos brancos deixassem de se desenvolver e acendeu-se a 800^0 c $\pm$ 25^0 c até que todas as partículas negras tivessem desaparecido. A ignição foi efectuada num local protegido das correntes de ar. Arrefeceu-se o cadinho, adicionaram-se algumas gotas de ácido sulfúrico e acendeu-se. Em seguida, deixou-se arrefecer e pesou-se (Indian Pharmacopoeia, 1996).

VALORES EXTRACTIVOS

Os diferentes valores de extrato, como o extrato solúvel em álcool e o extrato solúvel em água, foram realizados pelo método padrão (Indian Pharmacopoeia, 1996).

Determinação do valor extrativo solúvel em água:

Cinco gramas de droga em pó grosseiro seco ao ar foram macerados com 100 ml de água com clorofórmio num balão fechado durante 24 horas, tendo sido agitado frequentemente durante as primeiras 6 horas e deixado em repouso durante 18 horas. Em seguida, filtrou-se, evaporou-se 25 ml do filtrado num prato raso e secou-se a 105^0 c e pesou-se. A percentagem do valor extrativo solúvel em água foi calculada com referência a drogas secas ao ar (Indian Pharmacopoeia, 1996).

Determinação do valor do extrato solúvel em álcool:

Cinco gramas de droga em pó grosseiro seco ao ar foram macerados com 100 ml de etanol de concentração especificada num balão fechado durante 24 horas, tendo sido agitado frequentemente durante as primeiras 6 horas e deixado em repouso durante 18 horas. Em seguida, filtrou-se e, durante a filtração, tomou-se precauções para evitar a perda de etanol. Evaporaram-se 25 ml do filtrado num prato raso e plano, secou-se a 105^0 c e pesou-se. A percentagem do valor extrativo solúvel em etanol foi calculada com referência a drogas secas ao ar (Indian Pharmacopoeia, 1996).

EXTRACÇÃO

As raízes *de M. oleifera* foram secas à sombra e transformadas em pó. A extração do material seco em pó (500 g) com etanol AR foi realizada num aparelho Soxhlet, enquanto o bagaço residual foi extraído com água num condensador de refluxo. Ambos os extractos foram secos no vácuo, obtendo-se 5,8% de extrato etanólico e 7,5% de extrato aquoso. O pó de casca de laranja (500 g) foi extraído utilizando etanol AR num condensador de refluxo para produzir 6,4% de extrato de etanol (Mukherjee, 2002).

5.3 TESTE FITOQUÍMICO PRELIMINAR:

5.3.1 Avaliação fitoquímica preliminar dos extractos:

1) Teste de hidratos de carbono

i) Teste de Molish

Dois ml de solução de extractos foram tratados com algumas gotas de solução etanólica de α-naftol a 15% num tubo de ensaio e 2 ml de ácido sulfúrico concentrado foram adicionados cuidadosamente ao longo do lado dos tubos. A formação de um anel violeta avermelhado na junção das duas camadas indica a presença de hidratos de carbono.

ii) Teste de Fehling

Misturaram-se 5 ml de solução de extrato com 5 ml de solução de Fehling (mistura igual de solução de Fehling A e B) e ferveu-se. O desenvolvimento de um precipitado vermelho-tijolo indica a presença de açúcares redutores.

2) Teste de proteínas

i) Teste do Biureto

O extrato foi tratado com 1 ml de solução de hidróxido de sódio a 10% e aquecido. Foi adicionada uma gota de solução de sulfato de cobre a 0,7 por cento à mistura acima referida. A formação de uma cor violeta púrpura indica a presença de proteínas.

ii) Teste de Millon

O extrato foi tratado com 2 ml de reagente de Millon. A formação de um precipitado branco indica a presença de proteínas e aminoácidos.

3) Teste para Aminoácidos

i) Ensaio da ninidrina

O extrato foi tratado com o reagente de ninidrina a um pH de 4-8 e fervido. A formação de cor púrpura indica a presença de aminoácidos.

4) Teste para esteróides

i) Teste de Salkowski

Foi adicionado um ml de ácido sulfúrico concentrado a 10 mg de extrato dissolvido em 1 ml de clorofórmio. A cor castanha avermelhada exibida pela camada de clorofórmio e a fluorescência verde da camada de ácido sugerem a presença de esteróides.

ii) Ensaio Liebermann-buchard

Dissolveram-se 10 mg de extrato em 1 ml de clorofórmio e adicionou-se 1 ml de anidrido acético após a adição de 2 ml de ácido sulfúrico concentrado pela parte lateral do tubo de ensaio. A formação de uma cor violeta avermelhada na junção indica a presença de esteróides.

iii) Teste de Liebermann

A 2 ml do resíduo juntaram-se alguns ml de anidrido acético e aqueceu-se suavemente. O conteúdo do tubo de ensaio foi arrefecido e foram adicionados 2 ml de ácido sulfúrico concentrado a partir do lado do tubo de ensaio. O desenvolvimento de uma cor azul indicou a presença de esteróides.

5) Pesquisa de glicosídeos

i) Glicosídeos de antraquinona

a) Teste de Borntrager

Adicionar ácido sulfúrico diluído a 3 ml de extrato, ferver e filtrar. Ao filtrado frio, adicionar igual volume de benzeno ou clorofórmio, agitar bem. Separar o solvente orgânico. Adicionar amoníaco, a camada amoniacal torna-se rosa ou vermelha.

ii) Glicosídeo cardíaco

a) Teste Keller-killani

A 2 ml de extrato, adicionou-se ácido acético glacial, uma gota de cloreto férrico a 5 % e ácido sulfúrico conc. A presença de glicosídeos cardíacos é indicada pela formação de uma cor castanha-avermelhada na junção das duas camadas líquidas e a camada superior apareceu verde-azulada.

6) Pesquisa de saponinas

i) Ensaio de formação de espuma

Uma solução de um ml do extrato foi diluída com água destilada até 20 ml e agitada numa proveta graduada durante 15 minutos. O desenvolvimento de uma espuma estável indica a presença de saponinas

7) Pesquisa de alcalóides

i) Teste de Dragendroff

Adicionou-se 0,1 ml de ácido clorídrico diluído e 0,1 ml do reagente de Dragendroff' s a 2 ml de extractos num tubo de ensaio. A formação de um precipitado castanho alaranjado indica a presença de alcalóides.

ii) Teste de Mayer

Colocam-se dois ml de extrato num tubo de ensaio. Adicionaram-se 0,2 ml de ácido clorídrico diluído e 0,1 ml de reagente de Mayer. A formação de um precipitado amarelado indica a presença de alcalóides.

iii) Teste de Hager

Deixou-se reagir dois ml de extrato com 0,2 ml de ácido clorídrico diluído e 0,1 ml de reagente de Hager. A formação de um precipitado amarelado indica a presença de alcalóides.

iv) Teste de Wagner

Dois ml de extrato foram tratados com 0,2 ml de ácido clorídrico diluído e 0,1 ml de reagente de Wagner. A formação de um precipitado castanho-avermelhado indica a presença de alcalóides.

8) Pesquisa de taninos e compostos fenólicos

i) Ensaio com cloreto férrico

Cinco ml da solução de extrato foram deixados reagir com 1 ml de solução de cloreto férrico a 5%. A coloração preta esverdeada indica a presença de taninos.

iv) Ensaio do ácido nítrico diluído

Dois ml de solução de extrato foram deixados reagir com algumas gotas de solução diluída de HNO3. A formação de uma cor avermelhada a amarela indica a presença de taninos.

8) Pesquisa de flavonóides

i) Ensaio Shinoda

Ao extrato foram adicionados 5 ml de etanol (95%) e algumas gotas de con. HCl e 0,5 g de tornes de magnésio foram adicionados, obtendo-se uma cor rosa

ii). Ensaio com acetato de chumbo

Adicionam-se algumas gotas de acetato de chumbo a 10% ao extrato. O desenvolvimento de um precipitado de cor amarela confirma a presença de flavonóides (Khandelwal, 2003).

5.4. CROMATOGRAFIA EM CAMADA FINA

Cromatografia de camada fina de extractos de raízes de *Moringa oleifera* (Stahl, 2005; Wagnar 2004).

1. Deteção de esteróides

Sistema de solventes utilizado

Benzeno: Acetato de etilo (9:1)

Reagentes de pulverização

- Reagente de vanilina-ácido sulfúrico:

Dissolver 0,5 g de vanilina em 100 ml de ácido sulfúrico-etanol (40+10). Aquecer a 120^0 c até se atingir a intensidade máxima da cor da mancha.

Cor observada - manchas de cor azul, azul-violeta ou cor-de-rosa.

2. Deteção de alcalóides

Sistema de solventes utilizado

Tolueno: Acetato de etilo: Dietilamina (70:20:10)

Reagentes de pulverização

- Reagente de ácido sulfúrico

Solução a 5% de ácido sulfúrico concentrado em etanol A placa de TLC desenvolvida foi pulverizada com reagente, aquecida a 100^0 c durante 3-5 minutos.

Cor observada: manchas de cor vermelho-violeta ou castanha.

3. Deteção de flavonóides

Sistema de solventes utilizado

n -Butanol: Ácido acético: Água (4:1:5)

Reagentes de pulverização

- Reagente anisaldeído-ácido sulfúrico:

Misturou-se 0,5 ml de anisaldeído com 10 ml de ácido acético glacial, seguido de 85 ml de metanol e 5 ml de ácido sulfúrico concentrado, por esta ordem. A placa de TLC desenvolvida foi pulverizada com o reagente e aquecida a 100^0 c durante 5-10 minutos.

Cor observada: manchas amarelo-esverdeadas.

4. Deteção de saponinas

Sistema de solventes utilizado

Clorofórmio: Ácido acético glacial: Metanol: Água (64:32:12:8)

Reagentes de pulverização

- Reagente de vanilina-ácido sulfúrico:

Dissolver 0,5 g de vanilina em 100 ml de ácido sulfúrico-etanol (40+10). Aquecer a 120^0 c até se atingir a intensidade máxima da cor da mancha.

Cor observada - manchas de cor azul, azul-violeta ou cor-de-rosa.

5. Deteção de taninos

Sistema de solventes utilizado

Acetato de etilo: Benzeno (1:1)

Reagentes de pulverização

- 5% FeCl3 em HCl 0,1N

5.5 RASTREIO FARMACOLÓGICO

5.5.1Animais:

Os ratos suíços machos (20-25 g) foram alojados em condições laboratoriais normais e alimentados com uma dieta normal para roedores e água *ad libitum*. A dieta dos roedores é composta por 16% de proteínas brutas, 3,8% de gorduras brutas, 2% de fibras brutas, aminoácidos, vitaminas e minerais. Os animais foram mantidos a uma temperatura constante (22 ± 2°C), humidade (55%) e luz-escuridão

condição (12/12 h luz/escuridão). O protocolo experimental foi aprovado pelo comité de ética animal institucional (Aprovação n.º 448/01/C/CPCSEA/10-11/07).

5.5.2 Medicamentos utilizados no presente estudo

Tabela 5.1: Tabela com os medicamentos utilizados no estudo

Sr.No.	Drug	Company
01	Prednisolone	Nicholas
02	Phosphate buffer	PCL
03	Acetic acid	PCL

5.5.3 ESTUDO DE TOXICIDADE AGUDA

Objetivo e justificação: Os animais foram doseados, um de cada vez. Dependendo do resultado do primeiro animal, a dose para o animal seguinte foi ajustada para cima ou para baixo. Se o animal sobrevivesse, a dose para o próximo animal era aumentada; se morresse, a dose para o animal era diminuída. Depois de se conseguir a inversão do resultado inicial, foram administradas doses a quatro animais, seguindo o mesmo procedimento de aumento e diminuição (UDP).

Os estudos de toxicidade foram realizados de acordo com o protocolo internacionalmente aceite, elaborado segundo as diretrizes da OCDE, em ratos albinos suíços, numa dose até 2000 mg/kg. O estudo de toxicidade aguda teve como objetivo estabelecer o índice terapêutico, ou seja, a relação entre a dose farmacologicamente eficaz e a dose letal, e também realizar o rastreio primário. Os estudos de toxicidade aguda dos extractos foram realizados da seguinte forma

Os ratinhos foram colocados em jejum durante a noite e mantidos com água *ad libitum*. Os ratos foram separados em grupos diferentes (n= 6) e foram alimentados oralmente com doses crescentes (10, 40, 100, 400, 1000 e 2000 mg/kg de peso corporal) de extractos.

Após a administração dos compostos de ensaio, os animais foram observados individual e continuamente durante 30 minutos, 2 horas e 24 horas para detetar alterações nas respostas autonómicas ou comportamentais e também tremores, convulsões, salivação, diarreia, letargia, sono e coma e, em seguida, monitorizados quanto a qualquer mortalidade durante os 14 dias seguintes **(diretrizes da OCDE 425. 2003; Gosh, 1984).**

5.5 Indução de colite experimental

Os animais foram divididos em oito grupos. Os ratos do grupo de controlo receberam veículo (0,2 ml de 5% de Tween 80 em água destilada). O grupo padrão recebeu prednisolona (5 mg/kg, i.p.). Os animais dos grupos III e IV receberam extrato de etanol e os dos grupos V e VI receberam extrato aquoso de raízes de *M. oleifera* na dose de 100 e 200 mg/kg, p.o., respetivamente, suspensos em veículo durante 7 dias. Os animais do grupo VII receberam uma combinação de extrato etanólico de raízes *de M. oleifera* (50 mg/kg, p.o.) e extrato etanólico de casca de laranja (50 mg/kg, p.o.). Os animais do grupo VIII receberam uma combinação de extrato aquoso de raízes *de M. oleifera* (50 mg/kg, p.o.) e extrato etanólico de casca de laranja (50 mg/kg, p.o.). No 8th dia, a colite foi induzida por administração intrarectal de 150 μl de ácido acético a 5% (pH 2,5), a 3 cm da margem anal. O tratamento com extrato foi continuado até ao 10th dia (Nakhai et al., 2006; Sonawane et al., 2011).

Determinação do índice de úlceras

Todo o cólon foi isolado, aberto longitudinalmente e lavado com solução salina tamponada com fosfato (PBS) (preparada de fresco). A ulceração do cólon aberto foi medida com a ajuda de uma lupa e o índice de úlcera foi calculado pela seguinte fórmula (Goel & Sairam, 2002).

$$\text{Ulcer index} = \frac{\text{Grade of ulcer in positive control} - \text{Grades of ulcers in test}}{\text{Grades of ulcer in test} - \text{Grades of ulcer in normal control}} \text{ X } 10$$

Avaliação da gravidade da colite

Após 48 horas de indução de colite, os ratinhos foram sacrificados por deslocamento cervical e dissecados para remover o cólon. Os cólons inteiros foram isolados, abertos longitudinalmente e lavados com PBS. Foi efectuada uma avaliação histológica das lesões do cólon. Para cada rato, a área da úlcera foi determinada somando os tamanhos das lesões medidos macroscopicamente. A área total de danos foi expressa como a percentagem relativa da área total da superfície do cólon (Mahgoub et al., 2003).

Determinação da atividade da mieloperoxidase (MPO) no cólon e no sangue

Após as medições macroscópicas, os cólons excisados (100-150 mg) foram homogeneizados com PBS (pH 7,4) e centrifugados a 1000 rpm durante 20 minutos a 4°C. A atividade da MPO do fluido sobrenadante foi então testada misturando o sobrenadante com tampão de fosfato cítrico (pH 5,0) contendo 0,4 mg/ml de *O-fenileno* diamina LR e 0,015% de peróxido de hidrogénio LR. A alteração da absorvância a 492 nm foi medida espectrofotometricamente e comparada com a diluição padrão com peroxidase de rábano LR (Evans et al., 2000).

Determinação do nível de malondialdeído (MDA) no cólon e no sangue

A mistura de reação contém 0,1 ml de amostra de tecido, 0,2 ml de dodecil sulfato de sódio (SDS) a 8,1% LR, 1,5 ml de ácido acético a 2% e 1,5 ml de solução aquosa de ácido tiobarbitúrico a 0,8% LR. A mistura P^H foi ajustada para 3,5 e o volume foi finalmente completado para 4 ml com água destilada e foram adicionados 5 ml de mistura de *n-butanol* e piridina (15%). A mistura foi agitada vigorosamente. Após centrifugação a 4000 rpm durante 10 minutos, a absorvância da camada orgânica foi medida a 532 nm. O MDA foi expresso em n mol/mg de proteína (Buege & Aust, 1978).

Estudo histopatológico

O tecido do cólon foi fixado com formalina a 10% durante 24-36 h e, em seguida, cortado no local adequado e lavado em água corrente da torneira durante 2 h. Depois, o tecido do cólon foi desidratado com a ajuda de graus crescentes de álcool LR (álcool a 50% durante a noite, álcool a 70% durante 2 h, álcool a 80% durante 2 h, álcool a 90% durante 2 h e álcool absoluto durante 2 h). Em seguida, o tecido foi limpo com xileno LR durante 1 h e embebido em cera de parafina a 60°C. Os blocos foram preparados e armazenados no congelador durante 45 dias. Foram cortadas fatias de tecido com 5 mm de espessura. As fatias foram colocadas em lâminas de vidro limpas e sem gordura, untadas com albumina de ovo, num banho de água a 60°C. O tecido foi parcialmente desparafinado com calor e, em seguida, imerso no xileno LR durante 3 minutos cada (3 mudanças de 3 minutos cada). As secções foram re-hidratadas com graus decrescentes de álcool LR [100, 90, 80 e 50% (3 min em cada)]. As lâminas foram mantidas em água destilada (5 min) e em hematoxilina LR (10 min). Foi dado um mergulho em água com amoníaco a 1% e imediatamente lavadas em água corrente da torneira (5 min). Foram administradas 2-3 gotas de eosina alcoólica e as lâminas foram novamente desidratadas com graus crescentes de álcool [70, 80, 90 e 100% (3 min em cada)]. As fatias foram limpas com xileno (3 min e 3 mudanças), montadas com DPX e observadas com uma ampliação adequada.

Análise estatística

Todos os resultados são expressos como média ± SEM (n = 6). A significância estatística foi calculada com o software "Prismprimer". A significância estatística ($P < 0,05$) das diferenças entre as médias foi avaliada pela ANOVA seguida do teste de comparação múltipla de Tukey-Kramar.

5.6. FRACCIONAMENTO DOS EXTRACTOS ACTIVOS

Cromatografia em coluna

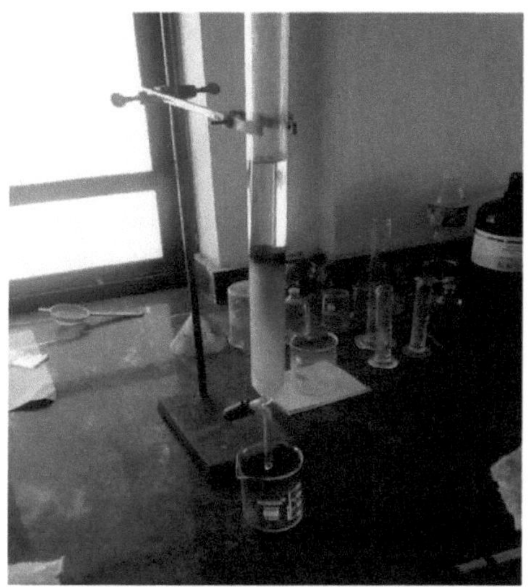

Figura 5.1: Cromatografia em coluna

O extrato etanólico das raízes de *M. oleifera* revelou-se potente para todos os modelos de colite ulcerosa. Por conseguinte, foi posteriormente processado para fracionamento por cromatografia em coluna.

Cromatografia experimental em coluna:

Altura da coluna	: 27 cm
Diâmetro da coluna	: 2,5 cm
Fases móveis	: Acetato de etilo
	Acetato de etilo:Metanol (8:2)
	Acetato de etilo:Metanol (1:1)
	: Metanol : Acetato de etilo (8:2)

: Metanol : Acetato de etilo (1:1)

: Metanol

Número de fracções recolhidas : seis

5.7. CARACTERIZAÇÃO DA FRACÇÃO ISOLADA

A caraterização da fração isolada foi realizada utilizando diferentes métodos espectroscópicos como GC-MS e FTIR para descobrir o componente ativo responsável pela ação farmacológica.

Capítulo 6

6. RESULTADOS

6.1 ESTUDOS FARMACOGNÓSTICOS:

No estudo farmacognóstico das raízes de *Moringa oleifera* foram estudados a microscopia, as caraterísticas do pó, os parâmetros físicos e os valores extractivos.

6.1.1 Macroscopia

Quadro 6.1 Caracteres morfológicos e organolépticos

Sr. No.	Parameters	Features
1	Color	Whitish yellow
2	Odor	Characteristic
3	Taste	Acrid
4	Fracture	Fibrous
5	Size	5 –12 cm long, 1-3 cm thick.

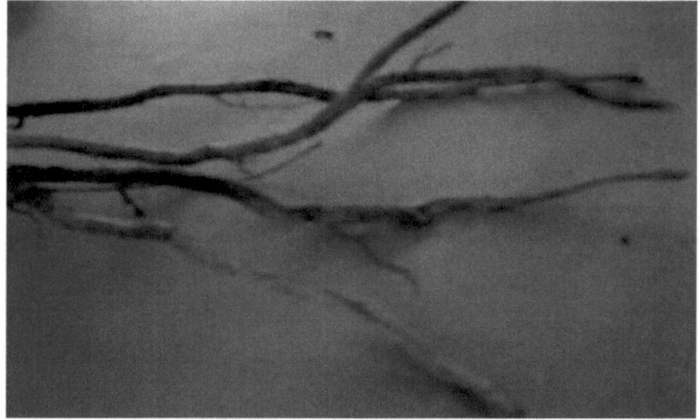

Figura 6.1. Macroscopia da *raiz de Moringa oleifera*

6.1.2 Avaliação microscópica:

Caraterísticas Microscópicas (Secção transversal):

A raiz é porosa; é composta por poros ou vasos, raios xilemáticos, raios medulares, vasos porosos. Os poros são circulares ou ovais nos seus contornos; maioritariamente solitários, menos frequentes em múltiplos radiais de dois ou três. Os vasos têm paredes bastante espessas. O diâmetro dos poros varia entre 60-90 um.

Parênquima axial (parênquima do xilema): As células do parênquima são abundantes e têm paredes comparativamente finas. Podem ser facilmente distinguidas das fibras e dos vasos.

Raios do xilema: Rectilíneos e contínuos. (fig. 6.3 e 6.4). Os raios aparecem como corpos orientados verticalmente em forma de fuso. São unisseriados, bisseriados ou multisseriados. São constituídos por dois tipos de células nas extremidades superior e inferior dos raios, que são células alongadas verticalmente, designadas por células da direita. Os raios aparecem como faixas horizontais, semelhantes a fitas. As células dos raios são de paredes espessas e têm pontuações simples e densas. Os raios são constituídos por células quadradas e células rectangulares horizontais. Os vasos, as fibras e as células do parênquima estão dispostos verticalmente.

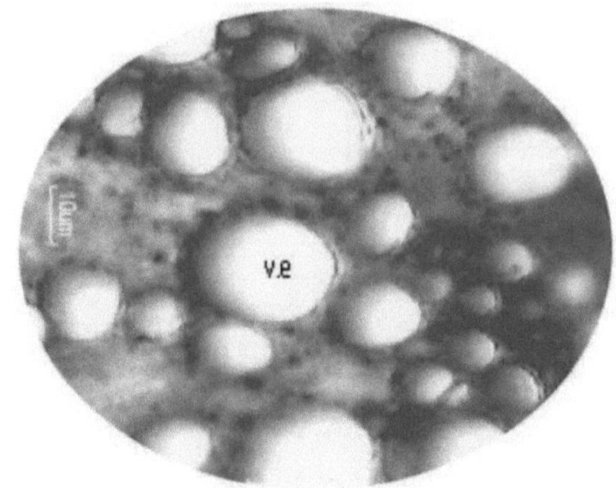

Figura 6.2: Secção transversal

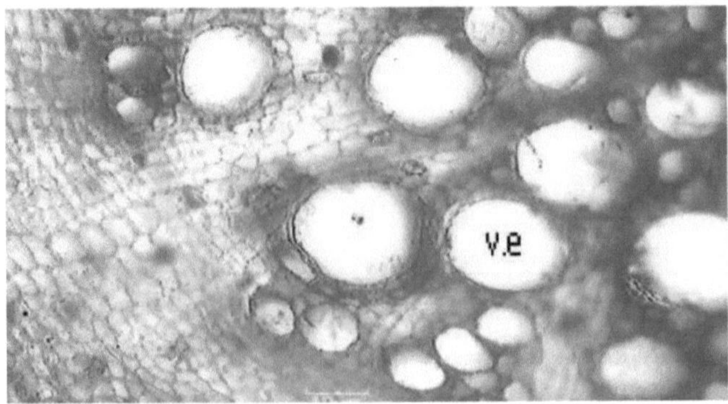

Figura 6.3: Secção transversal

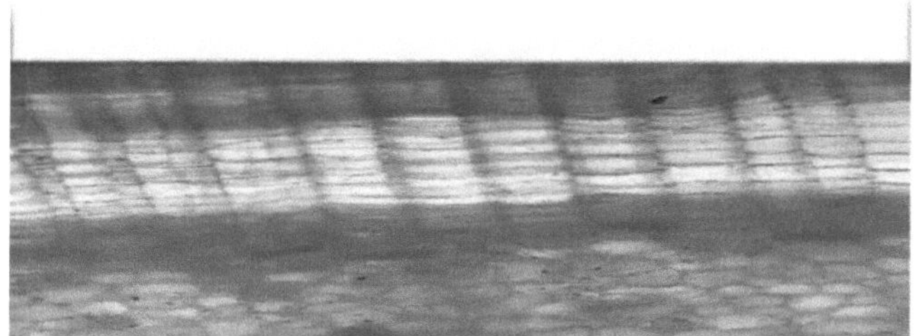

Figura 6.4: T.L.S. da raiz

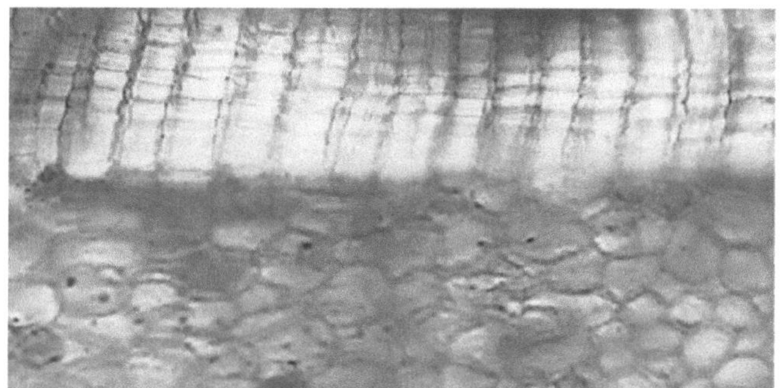

Figura 6.5: R.L.S. da raiz

6.1.3 VALOR DAS CINZAS:

Tabela 6.2. Valores de cinzas da raiz *de Moringa oleifera*

Sr. No.	Evaluation parameter	Yield (% w / w)
1	Total ash	16 %
2	Water- soluble ash	3.5 %
3	Acid insoluble ash	1.4 %
4	Sulphated ash	7.0%

6.1.4 VALORES EXTRACTIVOS:

Tabela 6.3 Valores de extração de *Moringa oleifera* com diferentes solventes.

Sr. No.	Solvents	Yield (% w / w)
1	Ethanol	5.8 %
2	Aqueous	7.5 %

Tabela 6.4.Matéria orgânica externa e teor de humidade

Sr. No.	Particulars	Results (% w / w)
1	Foreign organic matter	1.0 %
2	Moisture content	4 %

Tabela 6.5. Triagem preliminar dos extractos:

Sr.No.	Extract	Color	Consistency	Yield (%w/w)
1	Ethanol	Dark Brown	Semisolid	5.8 %
2	Aqueous	Slightly Brown	Solid	7.5 %

2. AVALIAÇÃO FITOQUÍMICA 1 Testes fitoquímicos preliminares:

Tabela 6.6. Mostrando diferentes testes fitoquímicos preliminares da raiz *de Moringa oleifera* raiz.

Sr.No.	Test Perform	Ethanol extract	Aqueous extract
1	**Test for carbohydrate**		
	Molish's test	+	+
	Fehling test	+	+
2	**Test for Proteins**		
	Biuret Test	-	-
	Millions Test	-	-
3	**Test for amino acids**		
	Ninhydrine test	-	-
4	**Test for Steroids**		
	Salkowski test	+	-
	Libermann test	+	-
	Libermann-Burchard reaction	+	-
5	**Test for Glycosides**		
	Cardiac	-	+
	Anthraquinone	-	-
6	**Test for Saponin**		
	Foam test	+	+
7	**Test for Flavonoids**		
	Shinoda test	+	+
	Lead acetate	+	+
8	**Test for Alkaloids**		
	Dragondroff's test	+	+
	Mayer's test	+	+
	Hager's test	+	+
	Wagner's test	+	+
9	**Test for Tannins and phenolic compounds**		
	5% $FeCl_3$ test	+	+

6.3. CROMATOGRAFIA EM CAMADA FINA:

A técnica de cromatografia em camada fina foi utilizada para a separação, isolamento e identificação dos constituintes presentes nos extractos etanólico e aquoso.

Tabela 6.7. TLC para flavonóides:

Extract	Solvent system	Detection	Rf values
Ethanol	n-butanol: Acetic acid: Water (4:1:5)	Aniseldehyde-Sulphuric acid	0.91
Aqueous			0.92

Tabela 6.8. TLC para esteróides:

Extract	Solvent system	Detection	Rf values
Ethanol	Benzene: Ethyl acetate (9:1)	Vanillin- Sulphuric acid	0.12
Aqueous			0.17

Tabela 6.9. TLC para saponinas:

Extract	Solvent system	Detection	Rf values
Ethanol	Chloroform: Glacial acetic acid: Methanol: Water (64:32:12:8)	Vanillin- Sulphuric acid	0.27
Aqueous			0.32

Tabela 7.0. TLC para taninos:

Extract	Solvent system	Detection	Rf values
Ethanol	Ethyl acetate: Benzene (1:1)	5% $FeCl_3$ in 0.1N HCl	0.52
Aqueous			0.50

Tabela 7.1. TLC para alcalóides:

Extract	Solvent system	Detection	Rf values
Ethanol	Toluene: Ethyl acetate: Diethylamine (70:20:10)	Sulphuric acid reagent	0.45
Aqueous			0.55

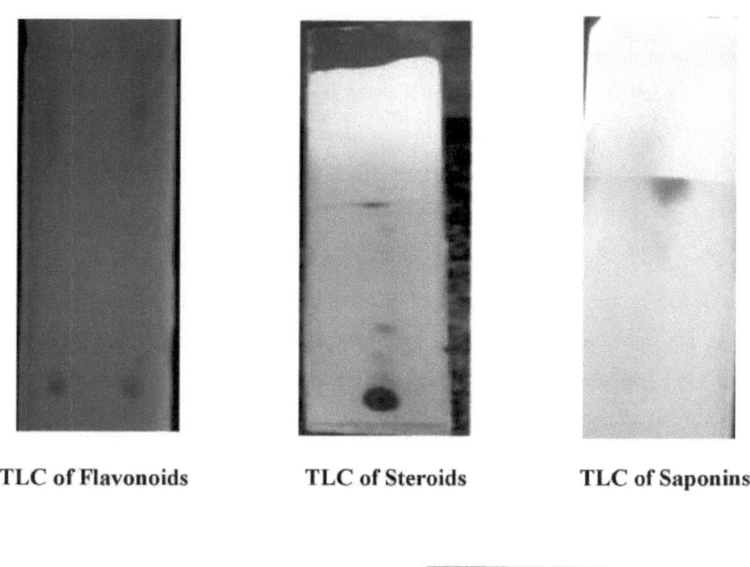

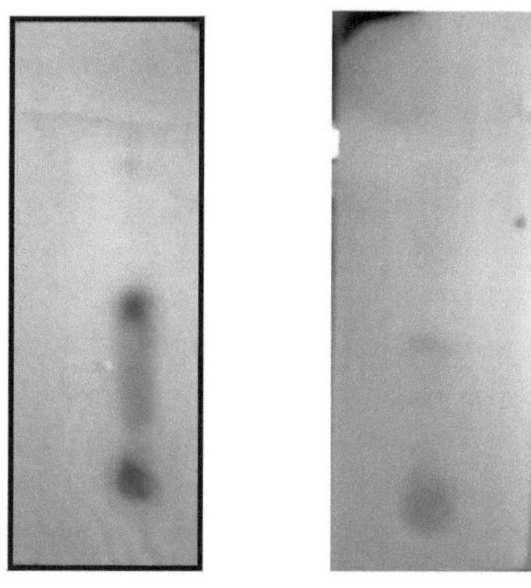

TLC of Tannins TLC of Alkaloids

Figura 6.6. Perfil TLC do extrato de etanol da raiz de *Moringa oleifera*

6.4. ESTUDO FARMACOLÓGICO

Resultados e discussão

A observação histopatológica mostrou ulceração, hiperemia, necrose, edema, infiltração celular e hiperplasia de células caliciformes no cólon de ratinhos tratados com ácido acético. O tratamento com a combinação de extrato etanólico de *M. oleifera* e casca de laranja e extrato aquoso de *M. oleifera* e casca de laranja mostrou menos ulceração e hiperemia (Quadro 1, Figura 1). O resultado do índice de úlcera mostrou um melhor efeito protetor da combinação do extrato etanólico de *M. oleifera* e casca de laranja e do extrato aquoso de *M. oleifera* e casca de laranja do que do extrato individual (Quadro 2).

O ácido acético provocou um aumento do nível de MPO no sangue e no tecido até 342 U/ml e 384 U/mg, respetivamente. Após o tratamento com a combinação de extrato etanólico de *M. oleifera* e casca de laranja e extrato aquoso de *M. oleifera* e casca de laranja, o nível de MPO no sangue e no tecido diminuiu significativamente para 278 U/ml e 291 U/mg e 283 U/ml e 298 U/mg, respetivamente. Também se observou uma redução significativa dependente da dose após o tratamento com o extrato individual, mas verificou-se que a redução após a combinação com a casca de laranja era mais proeminente. Foram obtidos resultados semelhantes com o MDA. O ácido acético provocou um aumento do nível de MDA no sangue e nos tecidos até 11,20 nmol/ml e 13,20 nmol/mg, respetivamente. Após o tratamento com uma combinação de extrato etanólico de *M. oleifera* e casca de laranja e extrato aquoso de *M. oleifera* e casca de laranja, o nível de MDA no sangue e no tecido diminuiu significativamente para 7,11 nmol/ml e 8,19 nmol/mg e 7,20 nmol/ml e 8,23 nmol/mg, respetivamente. Também se observou uma redução significativa dependente da dose no nível de MDA após o tratamento com o extrato individual, mas a redução após a combinação com a casca de laranja foi mais proeminente (Quadro 2).

Como os extractos etanólico e aquoso da raiz de *M. oleifera*, juntamente com a casca de laranja, reduziram significativamente os níveis de MPO e MDA, podem ter um potencial papel anti-inflamatório no tratamento da colite, porque a MPO está envolvida na reação inflamatória da colite (Centikaya et al., 2005) e o aumento do nível de MDA indica stress oxidativo no órgão, causando assim inflamação (Church & Pryor, 1985). As citocinas são responsáveis pela modulação da inflamação e das lesões intestinais (Ardizzone et al., 2005; Nakamura et al., 2006). O aumento dos níveis de TNF-α e PGE2 pode causar necrose das células epiteliais, edema e infiltração de neutrófilos, como comprovado pelo estudo histopatológico. Recentemente, Stucchi et al. (2006) descobriram que o LITAF (fator TNF-α induzido por lipopolissacarídeos), que medeia a expressão de TNF-α em macrófagos humanos, está significativamente elevado acima dos controlos em macrófagos de tecidos ileais e do cólon de doentes com DC ou CU. Os níveis elevados de PGE2 estão em harmonia com Otani et al. (2006) que provaram que o nível aumentado de PGE2 é atribuído à sua síntese melhorada em vez de catabolismo reduzido, sendo ambos mediados pelo TNF-α. Por outro lado, os extractos de raízes *de M. oleifera* diminuíram significativamente as pontuações brutas da lesão, podendo ser a produção de TNF-α e PGE2. A inibição da PGE2, por outro lado, pode seguir a do TNF-α (Otani et al., 2006), ou pode resultar da sua capacidade de inibir as enzimas cicloxigenase (Grzanna et al., 2005). Uma vez que o intestino se encontra num estado constante de inflamação controlada, a amplificação da resposta inflamatória ativa a infiltração de células inflamatórias que desencadeiam respostas patológicas e sintomas de DII (Sartor, 1997). O nosso estudo mostrou que o ácido acético aumentou os níveis de MPO do cólon, indicando a infiltração de neutrófilos e a perturbação do sistema inflamatório (Krawisz et al., 1984). Este facto está documentado tanto em modelos animais (Akgun et al., 2005; Cetinkaya et al., 2005), como em doentes com DII (Kruidenier et al., 2003). Na DII, o stress oxidativo desempenha um papel no início e na progressão da doença (Kruidenier e Verspaget, 2002). As espécies reactivas de oxigénio (ROS) atacam as macromoléculas celulares, perturbando assim a integridade das células epiteliais e dificultando a recuperação da mucosa, especialmente no caso de sistemas de defesa endógenos deficientes (Buffinton e Doe, 1995). Neste trabalho, a formação de ROS induzida pelo ácido acético é inibida pelos extractos etanólico e aquoso da raiz de *M. oleifera* juntamente com a casca de laranja. A casca da raiz de *M. oleifera* provou ser um bom antioxidante (Atawodi et al., 2010), pelo que a sua capacidade de inibir a geração de radicais livres, como foi provado neste trabalho ao restaurar o estado redox da mucosa do cólon, oferece outra explicação para a atividade anti-ulcerogénica desta planta.

Os extractos etanólico e aquoso da raiz de *M. oleifera*, juntamente com a casca de laranja, melhoraram a infiltração de neutrófilos, como evidenciado pela supressão da MPO do cólon e pela melhoria das caraterísticas histológicas. Esta ação dá apoio farmacológico às utilizações folclóricas e etno-médicas da planta no tratamento de doenças inflamatórias do TGI.

6.5. OBSERVAÇÃO HISTOPATOLÓGICA:

Tabela 7.2. Observações histopatológicas após o tratamento com extractos *de raiz de Moringa oleifera* extratos de raiz de Moringa oleifera sozinhos e em combinação com extrato de casca de laranja.

Group	Ulceration	Hyperemia	Necrosis	Edema	cellular infiltration	Goblet cell hyperplasia
Normal	00	00	00	00	00	+
Control (5% Acetic acid)	++++	++++	++++	++	+++	+++
Prednisolone (5 mg/kg, i.p.)	++	++	++	++	++	++
Ethanol extract (100 mg/kg, p.o.)	+++	++	++	++	++	+++
Ethanol extract (200 mg/kg, p.o.)	++	++	++	++	++	++
Aqueous extract (100 mg/kg, p.o.)	++	++	+++	++	++	++
Aqueous extract (200 mg/kg, p.o.)	+++	++	+++	++	++	++
Ethanol extract and orange peel extract (50 mg/kg, p.o., each)	+	+	++	++	++	++
Aqueous extract and orange peel extract (50 mg/kg, p.o., each)	+	+	++	++	++	++

Nota:

0: não foi detectada qualquer anomalia

+: o dano/ativo varia até menos de 25%

++: o dano/ativo muda até menos de 50%

+++: danos/alterações activas até menos de 75%

++++: danos/alterações activas superiores a 75%

Tabela 7.3. Efeito dos extractos de raiz de *Moringa oleifera* isolados e combinados com extrato de casca de laranja na proteção da úlcera, níveis de MPO e MDA.

Treatment	Microscopic ulcer index	MPO		MDA	
		Blood	Tissue	Blood	Tissue

	(%)	(U/ml)	(U/mg)	nmol/ml	nmol/mg
Normal	100	85±1.2*	96±1.3*	2.76±1.2*	3.76±1.2*
Control (5% Acetic acid)	0	342±1.1	384±1.5	11.20±1.1	13.20±1.1
Prednisolone (5 mg/kg, i.p.)	10	300±0.6*	310±1.6*	8.43±0.9*	9.43±1.2*
Ethanol extract (100 mg/kg, p.o.)	30	310±0.9	318±1.2*	8.51±0.6	10.51±1.6
Ethanol extract (200 mg/kg, p.o.)	20	305±1.6*	309±1.0*	7.91±1.3*	8.98±1.3*
Aqueous extract (100 mg/kg, p.o.)	30	315±1.3	322±0.9*	7.46±1.9*	8.51±0.8*
Aqueous extract (200 mg/kg, p.o.)	20	300±1.5*	310±1.3*	7.99±1.5*	9.11±0.6*
Ethanol extract and orange peel extract (50 mg/kg, p.o., each)	10	278±1.4*	291±1.4*	7.11±1.7*	8.19±0.7*
Aqueous extract and orange peel extract (50 mg/kg, p.o., each)	10	283±1.2*	298±1.1*	7.20±1.2*	8.23±1.7*

Todos os valores são expressos como média ± SEM; n=6, *p<0,05 significativo em comparação com o controlo.

Caraterísticas histopatológicas do tecido do cólon de ratinhos:

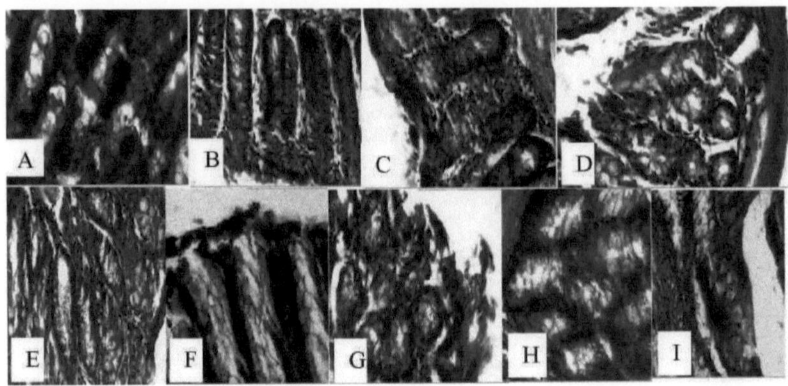

Figura 6.7. Observações histopatológicas do tecido do cólon após o tratamento com extractos de raiz de *Moringa oleifera* isolados e em combinação com extrato de casca de laranja.

A = Normal tissue; B = Negative control (5% acetic acid); C = Standard (Prednisolone, 5 mg/kg, i.p.); D = Ethanol extract (100 mg/kg, p.o.); E= Ethanol extract (200 mg/kg, p.o.); F = Aqueous extract (100 mg/kg, p.o.); G = Aqueous extract (200 mg/kg, p.o.); H = Ethanol extract and orange peel extract (50 mg/kg, p.o., I = Extrato aquoso e extrato de casca de laranja (50 mg/kg, p.o., cada).

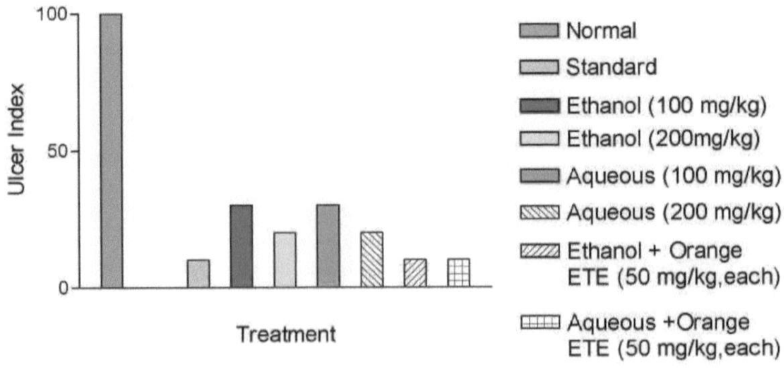

Gráfico 6.1 :- Determinação do índice de úlcera de vários extractos

Todos os valores são expressos como média ± SEM; n=6, *p<0,05 significativo em comparação com o controlo.

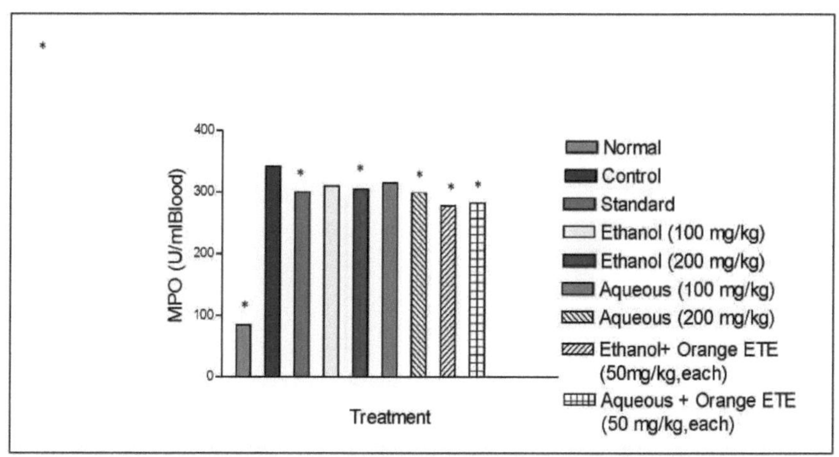

Gráfico 6.2:- Atividade da mieloperoxidase de vários extractos no sangue.

Todos os valores são expressos como média ± SEM; n=6, *p<0,05 significativo em comparação com o controlo.

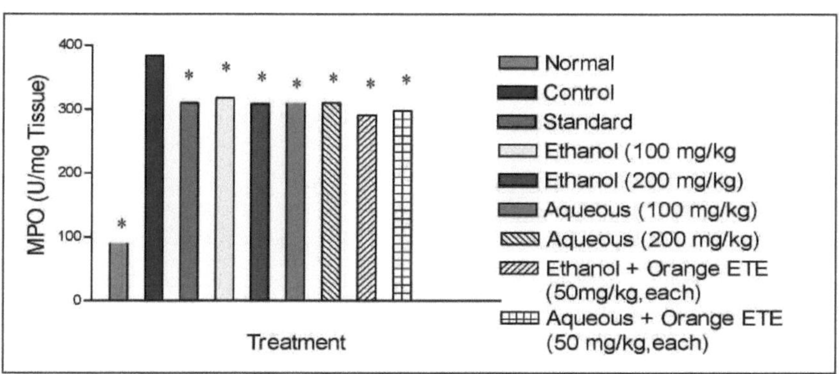

Gráfico 6.3:- Atividade da mieloperoxidase de vários extractos no tecido

Todos os valores são expressos como média ± SEM; n=6, *p<0,05 significativo em comparação com o controlo.

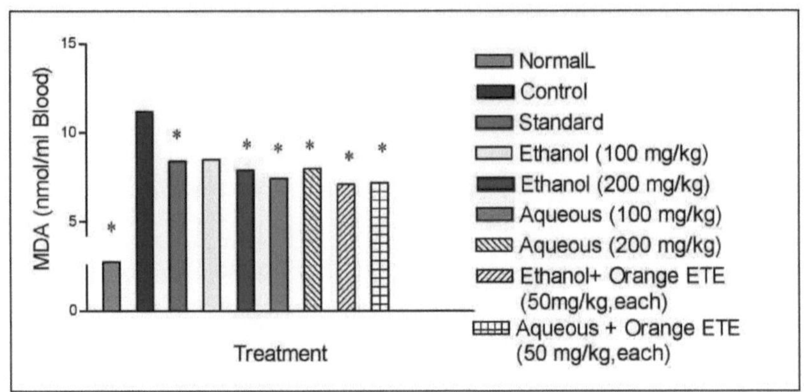

Gráfico 6.4:- Atividade do malondialdeído de vários extractos no sangue.

- Todos os valores são expressos como média + SEM; n=6, *p<0,05 significativo em comparação com o controlo.

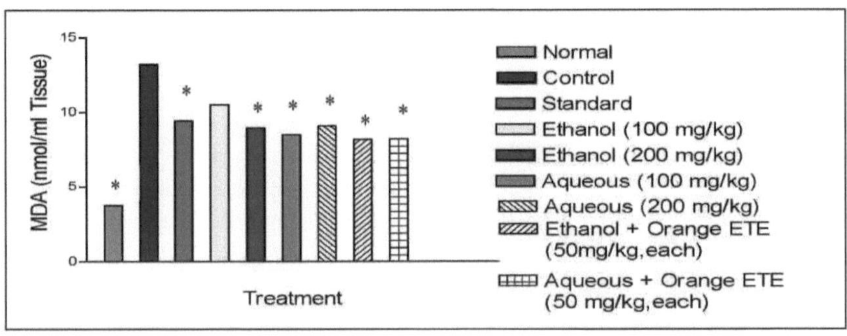

Gráfico 6.5:- Atividade do malondialdeído de vários extractos no tecido.

Todos os valores são expressos como média ± SEM; n=6, *p<0,05 significativo em comparação com o controlo

6.6. CROMATOGRAFIA EM COLUNA:

Tabela 7.4. Fracções isoladas do extrato etanólico da raiz de *Moringa oleifera*.

Sr.	Fraction	Weight	% Yield
1	Ethyl acetate (1)	0.23 gm	11.5
2	Ethyl acetate: Methanol (9:1)	0.27 gm	13.5
3	Ethyl acetate:Methanol (9:1)	0.32 gm	16
4	Ethyl acetate:Methanol (8:2)	0.38 gm	19
5	Ethyl acetate:Methanol (1:1)	0.44 gm	22
6	Methanol (1)	0.52 gm	26

6.7.ELUCIDAÇÃO ESTRUTURAL DA FRACÇÃO ACTIVA POR GC-MS:-

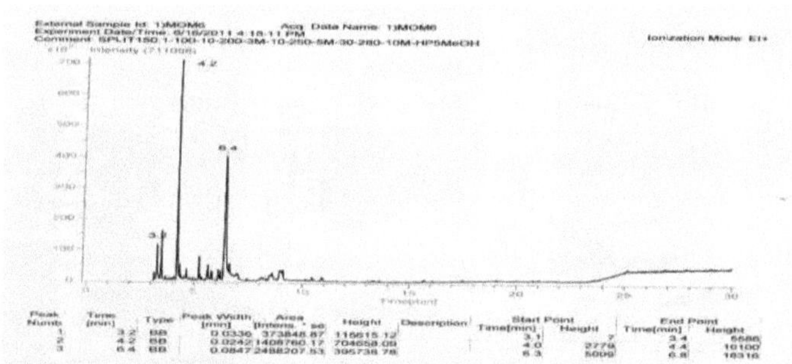

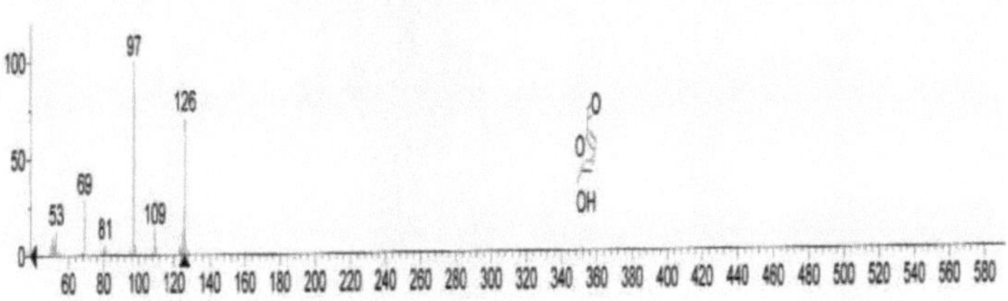

Quadro 7.5:- 2-Furancarboxaldeído,5-(hidroximetil)-

Peak No.	Identified Compound	Base peak	Major Peaks
1 Rt (4.2min)	2-Furancarboxaldehyde,5-(hydroxymethyl)-	97	69,97,126

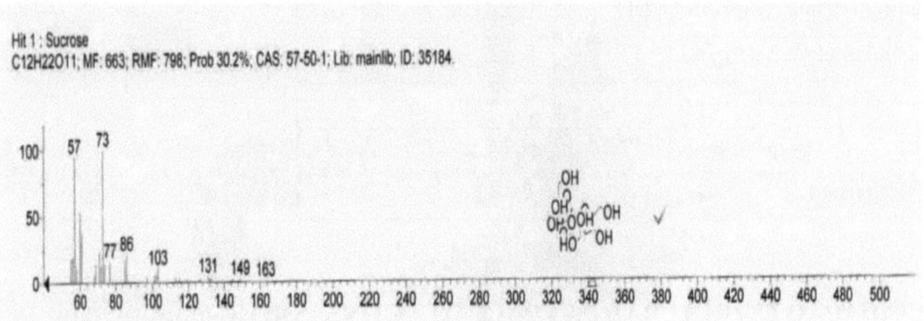

Quadro 7.6:- Sacarose

Peak No.	Identified Compound	Base peak	Major Peaks
3 Rt (6.4min)	Sucrose	73	57,73,77,86

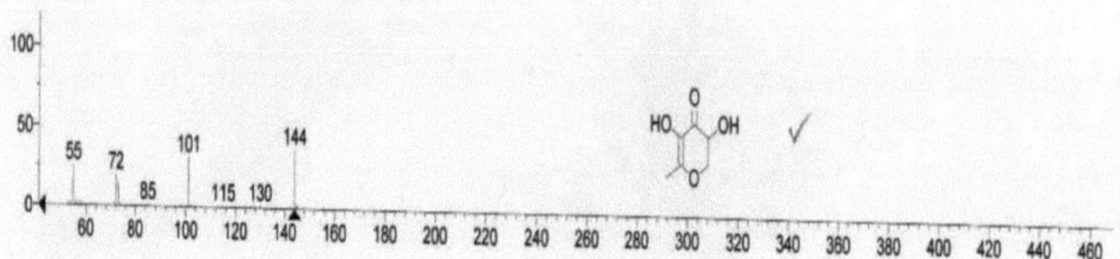

Quadro 7.7: 4H-piran-4-ona,2,3-di-hidro-3,5-di-hidroxi-6-metilo

Peak No.	Identified Compound	Base peak	Major Peaks
Rt (3.4min)	4H-Pyran-4-one,2,3-dihydro-3,5-dihydroxy-6-methyl	144	55,72,101,144

6.8 ESPECTROSCOPIA DE INFRAVERMELHOS DA FRACÇÃO ACTIVA :-

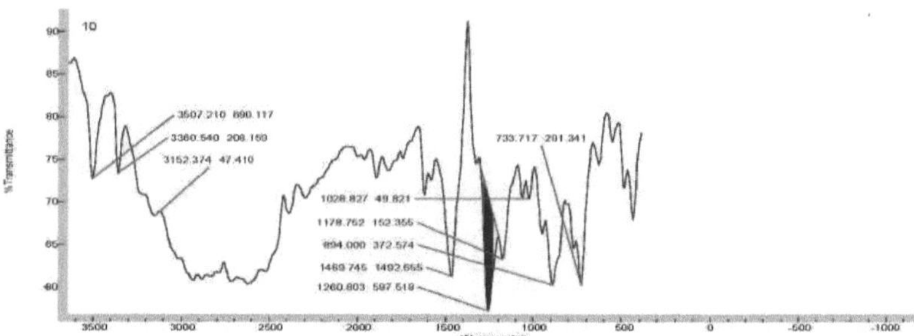

Gráfico 6.6. Espectroscopia de infravermelhos da fração ativa

Capítulo 7

7. REFERÊNCIAS

- Akgun E, Caliskan C, Celik HA, Ozutemiz AO, Tuncyurek M, Aydin HH (2005).Effects of *N-acetylcysteine* treatment on oxidative stress in acetic acid induced experimental colitis in rats. *J Int Med Res* 33: 196-206.

- Ardizzone S, Bianchi, Porro G (2005). Terapia biológica para a doença inflamatória intestinal. *Drugs* 65: 2253-2286.

- Atawodi SE, Atawodi JC, Idakwo GA, Pfundstein B, Haubner R, Wurtele G, Bartsch H, Owen RW (2010). Avaliação do teor de polifenóis e das propriedades antioxidantes dos extractos de metanol das folhas, caule e cascas de raiz de *Moringa oleifera. Lam J Med Food* 13:710-716.

- Caceres A, Cabrera O, Morales O, Mollinedo P, Mendia P (1991).Actividades antimicrobianas das folhas, raiz, casca e sementes *de Moringa oleifera* in vitro contra bactérias, leveduras, dermatófitos e helmintos por um método de difusão em disco. *J Ethnopharmacol* 33: 213-216.

- Akhtar AH, Ahmad KU (2005). Avaliação anti-ulcerogénica dos extractos metanólicos de algumas plantas medicinais indígenas do Paquistão em ratos ulcerados com aspirina. *J Ethnopharmacology*,46:1-6.

- Anwar F, Bhanger MI (2003). Caracterização analítica do óleo de sementes de Moringa oleifera cultivadas em regiões temperadas do Paquistão. *Jornal de Química Agrícola e Alimentar,* 51:6558-6563.

- Buege JA, Aust SD (1978). Microsomal lipid peroxidation. *Entymol* 52: 302-310.

- Buffinton GD, Doe WF. (1995). Depleção das defesas antioxidantes da mucosa na doença inflamatória intestinal. *Free Radic Biol Med* 19:911-918.

- Bajpai M, Pande A, Tewari SK, Prakash D(2005).Atividade antioxidante das folhas de *Moringa oleifera* . *Int J Food Sci Nutr* 56: 287-291.

- Badgett BL (1964) Parte I. O glucósido do óleo de mostarda da semente *de Moringa oleifera.* Tese de doutoramento da Rice University (aluno de Martin G. Ettlinger), Houston, TX, EUA.

- Bennett RN, Mellon FA, Foidl N, Pratt JH, DuPont MS, Perkins L e Kroon PA (2003). Profiling glucosinolates and phenolics in vegetative and reproductive tissues of the multi purpose trees *Moringa oleifera* L. (Horseradish tree) and *Moringa stenopetala* L. *Journal of Agricultural and Food Chemistry, 51:* 35463553.

- Bharali R, Tabassum J, Azad MRH (2003). Efeito quimiomodulador da *Moringa oleifera*, Lam, nas enzimas hepáticas metabolizadoras de carcinogéneos, parâmetros antioxidantes e papilomagénese cutânea em ratos. *Asian Pacific Journal of Cancer Prevention,* 4: 131-139.

- Cetinkaya A, Bulbuloglu E, Kurutas EB, Ciralik H, Kantarceken B, Buyukbese MA (2005). Efeitos benéficos da *N-acetilcisteína* na colite induzida por ácido acético em ratos. *Tohoku J Exp Med* 206: 131-139.

- Church DF, Pryor WA (1985). Química dos radicais livres do fumo do cigarro e suas implicações toxicológicas. *Environ Health Perspect* 64:111-126.

- *Cho J H, (2008) The genitics and immunopathogenesis of inflammatory bowel diseases.* Nat.Rev. Immunol. *8 : 458-466.*

- Chuang PH, Lee CW, Chou JY, Murugan M, Shieh BChenHM(2007).Investigaram a atividade antifúngica in vitro do extrato etanólico das folhas deMoringa *oleifera. Bioresource Technology* 98: 232-236.

- Caceres A, Cabrera O, Morales O, Mollinedo P, Mendia P (1991) Pharmacological properties of *Moringa oleifera.* 1: Triagem preliminar da atividade antimicrobiana. *J. Ethnopharmacology,* 33: 213-216.

- Caceres A, Saravia A, Rizzo S, Zabala L, De Leon E, Nave F (1992). Propriedades farmacológicas da *Moringa oleifera.* 2: Rastreio da atividade antiespasmódica, anti-inflamatória e diurética. *J. Ethnopharmacology,* 36: 233-237.

- Caceres A, Lopez S (1991). Propriedades farmacológicas da *Moringa oleifera*: Efeito dos extractos de sementes no tratamento da piodermia experimental. *Fitoterapia,* 62: 449-450.

- Doughari JH, Pukuma MS (2007).Atividade antibacteriana do extrato aquoso, acetona e etanólico das folhas de *Moringa oleifera. Jornal Africano de Biotecnologia* 6*:*2212- 2215.

- Dayrit FM, Alcantar AD, Villasenor IM (1990). Estudos sobre sementes *de Moringa oleifera,* Parte I: O composto antibiótico e a sua desativação em solução aquosa. *Philippine Journal of Science,* 119: 23-32.

- Delaveau P et al (1980), Oils of *Moringa oleifera* and *Moringa drouhardii. Plantes Medicinales et Phytotherapie,* 14: 29-33.

- Evans M, Laszlo R, Brendan J, Whitlle R (2000). Inflamação da formação de lesão específica do local e expressão de óxido nítrico sintase induzível por indometacina no intestino do rato. *Eur J Pharm* 388: 281-85.

- Ezeamuzie IC, Ambakederemo AW et al (1996). Efeitos anti-inflamatórios do extrato de raiz de *Moringa oleifera. Jornal Internacional de Farmacognosia,* 34:207212. *Flohe L, Beckmann R, Gierlz* H (1985). *Radicais livres centrados no oxigénio como mediadores da inflamação. In. Oxidative Stress,* Academic Press London *:* 403436.

- *Fabia R, Rajab A, Johansson M L, Andersson R (1993). Comprometimento da colite ulcerosa humana bacteriana e da colite experimental em ratos.* Eilert U, Wolters B, Digestion 54: 248-255.

- *Fridman S (2004). Princípios gerais da terapia médica das doenças inflamatórias intestinais.* Gastroenterol Clin. North Am. *33: 191-208.*

- Faizi S, Siddiqui BS, Saleem R, Siddiqui S, Aftab K, Gilani AH (1998). Tiocarbomato e isotiocianato isolados das folhas de *Moringa oleifera. Planta Medica* 64: 225-228.

- Faizi S, Siddiqui BS, Saleem R, Siddiqui S, Aftab K, Gilani AH(1994).Isolamento de dois glicosídeos nitrílicos do extrato etanólico das folhas de *Moringa oleifera. J Nat Prod* 57:1256-1261.

- Faizi S, Siddiqui BS, Saleem R, Siddiqui S, Aftab K, Gilani AH(1995).Reportou seis novos e três glicosídeos sinteticamente conhecidos do extrato etanólico de folhas de *Moringa oleifera. Phytochemistry* 38: 957-963.

- Goel RK, Sairam K (2002). Antiulcer drugs from indigenous sources with emphasis on Musasapientum tamrabhasma, Asparagus racemosus and *Zingiber officinale. Indian J Pharmacol* 34: 100-110.

- Grzanna R, Lindmark L, Frondoza CG (2005). Gengibre - um produto medicinal à base de plantas com amplas acções anti-inflamatórias. *J Med Food* 8: 125-132.

- Gupta A, Gautam MK, Singh RK, Kumar MV, Rao ChV, Goel RK, Anupurba S (2010). Efeito imunomodulador do extrato *de Moringa oleifera* Lam. na toxicidade induzida pela ciclofosfamida em ratos. *Indian J Exp Biol* 48: 1157-1160.

- Ghosh S, Shand A, Ferguson A; (2000) ; Ulcerative colitis. BMJ. 22:1119-23.

- *Goke M, Podolsky D K (1996). Regulation of the mucosal epithelial barrier.* Baillieres Clin Gastroenterol. *10 :393-405.*

- Guevara AP, Vargas C, Sakurai H, Fujiwara Y, Hashimoto K, Maoka T, Kozuka M,Ito Y, Tokuda H, Nishino H, (1999). Atividade anticancerígena investigada a partir do extrato etanólico de sementes de *Moringa oleifera. Mutat Res* 440:181-188.

- Gupta M, Mazumder UK et al(1999). Actividades do SNC do extrato metanólico da raiz de

Moringa oleifera em ratos. *Fitoterapia,* 70: 244-250.

- Guevara AP, Vargas C, Sakurai H, Fujiwara Y, Hashimoto K, Maoka T, Kozuka M, Ito Y, Tokuda H, Nishino H (1999). Um promotor antitumoral de *Moringa oleifera* Lam. *Mutation Research,* 440: 181-188.

- Gassenschmidt U, Jany KD, Tauscher B, e Niebergall H (1995). Isolamento e caraterização de uma proteína floculante de *Moringa oleifera* Lam. *Biochimica Biophysica Ata,* 1243: 477-481.

- Galan MV, Kishan A A, Silverman AL (2004). Rebentos de brócolos por via oral para o tratamento da infeção por *Helicobacter pylori*: Um relatório preliminar. *Digestive Disease Science,* 49: 1088-1090.

- Hameed- L, Shehnaz D, Faizi S (1998). Medição da atividade simpatolítica de *Moringa oleifera. Novas Tendências em Química de Produtos Naturais,* 6 :269-277.

- Jaiswal D, Kumar Rai P, Kumar A, Mehta S, Watal G (2009). Atividade antidiabética do extrato aquoso de folhas de *Moringa oleifera* no controlo glicémico. *J Ethnopharmacol* 123: 392-396.

- Jabeen R, Shahid M, Jamil A, Ashraf M(2008).Avaliou a atividade antimicrobiana das sementes de *Moringa oleifera. Pak. J. Bot* 40: 1349-1358.

- Jahn SAA (1996). Sobre a introdução de uma árvore tropical polivalente na China, utilização tradicional e potencial da *Moringa oleifera* Lamark. *Senckenbergiana Biologica* ,75: 243-254.

- Krawisz JE, Sharon P, Stenson WF (1984). Quantitative assay for acute intestinal Inflammation based on myeloperoxidase activity. Avaliação da inflamação em modelos de ratos e hamsters. *Gastroenterologia* 87:1344-1350.

- Kruidenier L, Kuiper I, Lamers C, Verspaget HW (2003). Dano oxidativo intestinal na doença inflamatória intestinal: Semi-quantificação, localização e associação com antioxidantes da mucosa. *J Pathol* 201: 28-36.

- Kruidenier L, Verspaget HW (2002). Artigo de revisão: o stress oxidativo como fator patogénico na doença inflamatória intestinal - radicais ou ridículos. *Aliment Pharmacol Ther* 16:1997-2015.

- Kathleen A, Julie S, Jurenka (2003).Ulcerative colitis- Pathopysiology and conventional and alternative treatment option. *Revista de medicina alternativa* 8: 247278.

- Kekuda P, Mallikarjun N, Swathi D, Nayana KV, Aiyar B, Rohini TR (2010).Investigaram a eficácia antibacteriana e antifúngica do destilado a vapor de *Moringa oleifera. J. Pharm. Sci. & Res* 2: 34-37.

- Kumar NA, Pari L (2003). Ação antioxidante da *Moringa oleifera* Lam. (baqueta) contra a peroxidação lipídica induzida por drogas antituberculosas em ratos. *Journal of Medicinal Food,* 6: 255- 259.

- Langholz E. (1999). Colite ulcerosa. Um estudo epidemiológico baseado numa coorte regional de início, com especial referência à evolução da doença e ao prognóstico. *Dan Med Bull. Nov* 46:400-15.

- Leuck M, e Kunz H (1998). Síntese de princípios activos das folhas de *Moringa oleifera* utilizando *S-pent-4-enil* tioglicosídeos. *Carbohydrate Research,* 312: 33-44. Mahajan SG, Mali RG, Mehta AA(2007). Investigated antiinflammatory activity from the ethanolic extract of seeds of *Moringa oleifera. Journal of Immunotoxicology* 4: 85-96.

- Mahajan SG, Mali RG, Mehta AA (2007) Reportada atividade anti-artrítica do extrato etanólico de sementes de *Moringaoleifera. Journal of Imunotoxicologia,*4:39-47.

- Mahajan SG, Banerjee A, Chauhan BF, Padh H, Nivsarkar M, Mehta AA *(2009)*.Avaliou a atividade anti-inflamatória do extrato n-butanol de sementes de *Moringa oleifera. Jornal Internacional de Toxicologia* 28: 519-527.

- Mohan H (2005). Textbook of Pathology, 5th edition. Jaypee Brothers Medical Publishers, Nova Deli, pp. 580.

- Nahrstedt A, (1981). Isolamento de 4(alfa-L-Rhamnosyloxy) benzyl isothiocyanate das sementes de *Moringa oleifera. Planta Medica* **42**: 55-61.

- Murakami A, Kitazono Y, Jiwajinda S, Koshimizu K, Ohigashi H, (1998).Atividade antitumoral das folhas de *Moringa oleifera. Planta Medica* 64:319-323.

- Medhi B, Khanikor HN, Lahon LC, Mohan P, Barua CC (1996).Avaliou a propriedade de cicatrização de feridas do extrato aquoso de folhas de *Moringa oleifera* em ratos albinos suíços machos. *Revista Internacional de Farmacognosia* 34: 207-212.

- Mahgoub AA, El-medany AA, Hager HH, Mustafa AA, El-sabah DM (2003). Avaliação do potencial profilático do Zafirlukast contra os efeitos tóxicos do ácido acético no cólon do rato. *Toxicol Lett* 145: 79-87.

- Manaheji H, Jafari S, Zaringhalam J, Razazadeh S, Taqhizadfarid R (2011) Efeitos analgésicos dos extractos metanólicos da folha ou da raiz de *Moringa oleifera* na artrite completa induzida por adjuvante de Freund em ratos. *Zhong Xi Yi Jei He Xue Bao,* 9: 216-222.

- Makkar HPS, Becker K (1996). Nutritional value and antinutritional components of whole and ethanol extracted *Moringa oleifera* leaves. *Animal Feed Science and Technology,* 63: 211-228.

- Makonnen E, Hunde A, Damecha G (1997). Efeito hipoglicémico do extrato aquoso *de Moringa stenopetala* em coelhos. *Phytotherapy Research,* 11: 147-148.

- Madsen M, Schlundt J, e Omer EF (1987). Efeito da coagulação da água por sementes de *Moringa oleifera* nas concentrações bacterianas. *Journal of Tropical Medicine and Hygiene,* 90: 101- 109.

- Nikkon F, Saud ZA, Rahman MH, Haque ME (2003). Atividade antimicrobiana de uma glicona de desoxi - Niazimicina do extrato clorofórmico da casca da raiz de *Moringa oleifera. Jornal Paquistanês de Ciências Biológicas* 6 :1888-1890.

- Nadkarni AK (1991). Indian Materia Medica, 3ª ed. Bombay Popular Prakashan, Bombay. pp. 811-816.

- Nakamura K, Honda K, Mizutani T, Akiho H, Harada N (2006). Novas estratégias para o tratamento da doença inflamatória intestinal: Inibição selectiva de citocinas e moléculas de adesão. *World J Gastroenterol* 12: 4628-4635.

- Nakhai LA, Narges Yasa, Boushe VS (2006). Benefícios da Zataria multiflora Boiss no modelo experimental da doença inflamatória intestinal do rato. Publicação de acesso antecipado 4: 44-50.

- Nepolean P, Anitha J, Renitta RE (2009).Investigou vários fitoquímicos presentes nas folhas, sementes e flores do extrato etanólico de *Moringa oleifera* por GC- MS.*Current biotica* 3: 33-39.

- Oluduro OA, Aderiye Bl, Connolly JD, Akintavo ET, Famurewa O (2010). Caracterização e atividade antimicrobiana da 4-(β-D-glucopiranosil-l→4-α-L- rhamnopyranosyloxy)-benzil tiocarboxamida; um novo composto bioativo do extrato de sementes de *Moringa oleifera. Folia Microbiol (Praha)* 55:422-426.

- Otani T, Yamaguchi K, Scherl E, Du B, Tai H, Greifer M, Petrovic L, Daikoku T, Dey SK, Subbaramaiah K, Dannenberg AJ (2006). Os níveis de 15-hidroxiprostaglandina desidrogenase dependente de NAD+ estão reduzidos na doença inflamatória intestinal: evidência do envolvimento de TNF-α. American Journal of Physiology, *Gastrointestinal and Liver Physiology* 290: G361-G368.

- Prakash AO, Pathak S, Shukla S, Mathur R. (1987). Antifertilidade investigada a partir do extrato aquoso de raízes *de Moringa oleifera. Ata Eur Fertil18*: 129-135.

- Plevy S, (2002) *The immunology of inflammatory bowel disease (A imunologia da doença inflamatória intestinal).* Gastroenterol Clin North Am *31: 77-92.*

- Pal SK, Mukherjee PK, e Saha BP (1995). Estudos sobre a atividade antiulcerosa do extrato de folhas de *Moringa oleifera* em modelos de úlcera gástrica em ratos. *Phytotherapy Research,* 9: 463-465.

- Prakash AO (1988). Resposta dos ovários ao extrato aquoso de *Moringa oleifera* durante o início da gravidez em ratos. *Fitoterapia,* 59: 89-96.

- Rahman MM, Sheikh MM, Sharmin SA, Islam MS, Rahman A, Rahman M, Alam MF (2009).Investigated Antibacterial activity of leaf juice and extract of *Moringa oleifera. CMU Journal* 8: 219-228.

- *Rowell S R, Lih-Brody L, Collier K P, Reddy G M, (1996). Aumento do stress oxidativo e diminuição da defesa antioxidante na mucosa da doença inflamatória intestinal.* Dig Dis. Sci *41: 2078-206.*

- Rutgeerts P, Geboes K (2001). Compreender a doença inflamatória intestinal - a perspetiva do clínico. *Eur J Surg Suppl* 586: 66-72.

- Rao KNV, Gopalakrishnan V, Loganathan V, e Shanmuganathan S (1999). Atividade anti-inflamatória da *Moringa oleifera* Lam. *Ciência Antiga da Vida,* 18: 195-198.

- Sahakitpichan P, Mahidol C, Disadee W, Ruchirawat S, Kanchanapoom T (2011). Glicosídeo incomum de alcaloide de pirrole e 4' -hidroxifeniletanamida de folhas de *Moringa oleifera. Phytochemistry* 72: 791-795.

- Sands BE, Kaplan GG (2007). The role of TNFα in ulcerative colitis. J Clin Pharmacol *47: 930-41.*Sartor RB (1997). Patogénese e mecanismos imunitários da doença inflamatória crónica do intestino. *The American Journal of Gastroenterology* 92: 5S-11S.

- Sonawane LL, Nirmal SA, Rub RA, Goswami D, Bhawar SB, Dhasade VV, Sonawane SD (2011). Efeito dos extractos de raiz de *Tephrosia purpurea* na colite induzida por ácido acético em ratos. *Lat Am J Pharm* 30:402-406.

- Sreelatha S, Padma PR (2010). Mecanismos de proteção da *Moringa oleifera* contra o stress oxidativo induzido pelo CCl(4) em fatias de fígado cortadas com precisão. *Forsch Komplementmed* 17:189-194.

- Stucchi A, Reed K, O'Brien M, Cerda S, Andrews C, Gower A, Bushell K, Amar S, Leeman S, Becker J (2006). Um novo fator de transcrição que regula a expressão do gene TNFalpha, LITAF, está aumentado nos tecidos intestinais de pacientes com DC e UC. *Inflammatory Bowel Disease* 12: 581-587.

- Sudha P, Asdaq SM, Dhaminqi SS, Chandrakala GK (2010). Atividade imunomoduladora do extrato metanólico da folha de *Moringa oleifera* em animais. *Indian J Physiol Pharmacol 54:133-140.*

- Sreelatha S, Padma PR (2009).Efeito antioxidante avaliado do extrato de folhas de *Moringa oleifera. Alimentos vegetais Hum Nutr* **64**: 303-311.

- Shukla S, Mathur R, Prakash AO (1988). Avaliada a atividade anti-implantação do extrato aquoso de *Moringa oleifera. J Ethnopharmacol* **22**: 51- 62.

- Sultana B, Anwar F, Ashraf M (2009).Investigated Antioxidant activity from Hydroalcoholic and aqueous extract of leaves and roots of *Moringa oleifera. Molecules* 14:2167-2180.

- Subadra S, Monica J et al. (1997). Retenção e estabilidade de armazenamento de beta-caroteno em folhas desidratadas de baqueta (*Moringa oleifera*). *Jornal Internacional de Ciências Alimentares e Nutrição,* 48: 373-379.

- Shukla S, Mathur R, Prakash AO (1989). Histoarquitectura do trato genital de ratos ovariectomizados tratados com um extrato aquoso de raízes *de Moringa oleifera. J. Ethnopharmacology,* 25: 249-261.

- Shukla S, Mathur R et al. (1988). Eficácia anti-implantação de *Moringa oleifera* Lam. e *Moringa concanensis* Nimmo em ratos. *Jornal Internacional de Pesquisa de Drogas Brutas,* 26:29-32.

- Souza J, Kulkarni AR (1993). Estudos comparativos sobre os valores nutritivos da folhagem tenra de plântulas e plantas maduras de *Moringa oleifera* Lam. *Jornal de Botânica Económica e Taxonómica,* 17: 479-485.

- Udupa SL, Udupa AL et al (1994). Estudos sobre as propriedades anti-inflamatórias e cicatrizantes de *Moringa oleifera* e *Aegle marmelos. Fitoterapia,* 65:119123.

- Villasenor IM, Lim-Sylianco CY, e Dayrit F (1989). Mutagénicos de sementes torradas de Moringa *oleifera. Mutation Research,* 224: 209-212. Wiercinska-Drapalo A, Flisiak R, Prokopowicz D (1999). Mucosal and plasma prostaglandin E2 in ulcerative colitis. Hepatogastroenterology 46: 2338-42.

- Warhurst AM, Raggett SL, McConnachie GL, Pollard SJT, Chipofya V, e Codd GA (1997).

Adsorção da hepatotoxina cianobacteriana Microcystin-LR por um carvão ativado de baixo custo a partir das cascas de sementes da árvore pan-tropical, *Moringa oleifera. The Science of the Total Environment,* 207: 207-211.

- Yanaka A, Zhang S, Yamamoto M, Fahey JW (2005). A ingestão diária de rebentos de brócolos ricos em sulforafano melhora a gastrite em seres humanos *infectados com H.pylori. Cancer Epidemiology Biomarkers and Prevention,* 14: 2754.

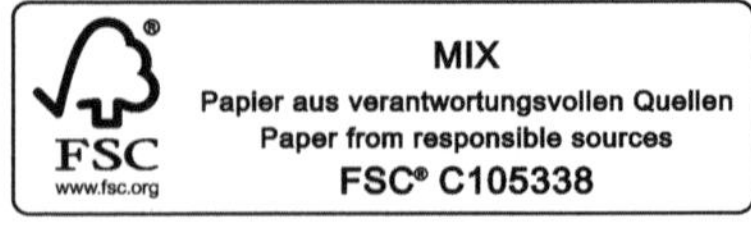

Printed by Books on Demand GmbH, Norderstedt / Germany